寸海锋　杨文佳　主编

中医诊断学学习笔记

化学工业出版社

·北京·

图书在版编目（CIP）数据

中医诊断学学习笔记 / 寸海锋，杨文佳主编．
北京：化学工业出版社，2025．12．--ISBN 978-7-122-49095-7

Ⅰ．R241

中国国家版本馆 CIP 数据核字第 20253EG632 号

责任编辑：王新辉　赵玉欣

责任校对：李雨函　　装帧设计：关　飞

出版发行：化学工业出版社（北京市东城区青年湖南街 13 号　邮政编码 100011）

印　　装：北京宝隆世纪印刷有限公司

880mm×1230mm　1/32　印张 4½　字数 89 千字　2026 年 1 月北京第 1 版第 1 次印刷

购书咨询：010-64518888　　售后服务：010-64518899

网　　址：http://www.cip.com.cn

凡购买本书，如有缺损质量问题，本社销售中心负责调换。

定　　价：49.80 元

前言

中医诊断是对人体健康状态和病证提出概括性判断，也是中医治病的基础。中医诊断学是由基础医学到临床医学的桥梁，其理论体系庞大、知识点众多，如果不做系统性整理，理解难度大，记忆也很容易混淆，就必然会影响学习效率和效果。

实际上中医诊断学是一门系统性很强的学科，无论是比较抽象的理论，还是各种疾病的诊断方法及辨证治疗，其背后都有一定的规律可循，只要掌握了有效的方法，学习起来就会变得事半功倍。为了帮助初学者更快更好地入门中医诊断，我们组织编写了这本《中医诊断学学习笔记》。

本书立足最新的《中医诊断学》教材，将繁杂的诊断理论和知识做了系统性梳理，以学习笔记的形式呈现出来。既保持了教材的知识框架，又使主干知识一目了然，对于重难点知识、易混知识点等，还以彩色色块、下画线、圆圈等形式做了突出显示，方便记忆和理解。

结构上的系统性和内容上的简洁性，使得本书很适合中医入门者阅读使用；本书主干知识，特别是着重标示的重难点、易混点等，也是历年中医师考试的范围和重点，因此本书也特别适合中医医师备考之用。

将繁杂的知识梳理成一本简明易读的笔记，不是一件容易的事，在这个过程中，编者需要不断对相关理论和知识做深入的解读，既要保证其通俗性，又要不失其严谨性。对于大量的诊断要点，我们在深入理解教材的基础上，对其进行了提炼，使用了分条列举的方式；对于不容易理解的知识点，我们增加了一些图示，以便更直观地展示其中的原理和关系，以期使读者对这些知识点的理解和记忆更容易。

读书是一个由厚到薄的过程，而学习却是一个由简单到复杂、由浅近到深入的过程。我们真诚地希望这本书能带给您学习中医诊断的兴趣，帮助您以轻松的心态走进中医，由此开启新世界的旅程，在不断探索的过程中，收获健康、成功、喜悦和满足。

编者

目录

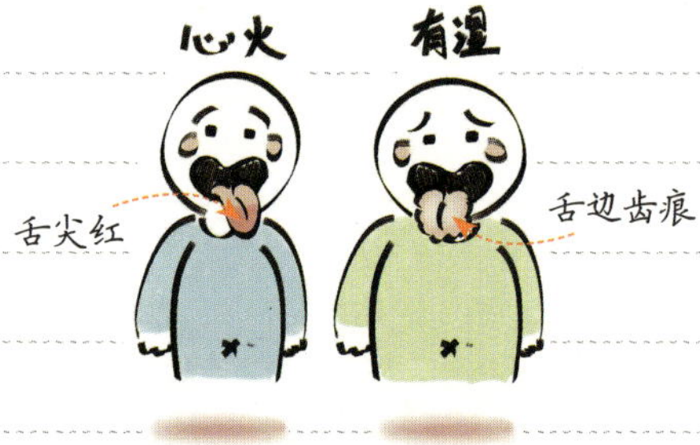

心火
有湿
舌尖红
舌边齿痕

第一章 望 诊

主要内容：

1.全身望诊

2.局部望诊

3.舌诊

4.望小儿食指脉络

5.望排出物

望诊，就是通过视觉对人体全身、局部及排出物等进行有目的的观察，以了解健康状况，测知病情。

第一节　全身望诊

望神

神的概念

神
- 广义：人体生命活动的主宰及其外在总体表现（神气）
- 狭义：意识、思维、神志等精神活动

存在形式：神依附于形体而存在。形存则神存，形亡则神亡。

望神的原理：

精气是神产生的物质基础，神是精气的外在表现。

- 体健神旺　精气充足，抗病力强，预后良好
- 体弱神衰　精气亏虚，抗病力弱，预后较差

"得神者昌，失神者亡。"

望神的重点

两目　目为五脏六腑精气汇聚之地。

- 两目炯炯，运动灵活→有神，脏腑精气充足
- 目无光彩，运动呆滞→无神，脏腑精气虚弱

面色　心藏神，其华在面。

- 皮肤荣润，红光满面→神气充盛
- 皮肤枯槁，面色晦暗→神气衰败

神情　神情是心神和脏腑精气盛衰的外在表现。

- 神志清晰，思维有序，表情自然→心神健旺，脏腑精气充盛
- 神识不清，思维紊乱，表情淡漠→心神已衰，脏腑精气虚衰

体态
- 形体丰满，动作敏捷，摇转自如→精气充盛
- 消瘦枯槁，动作迟缓，转侧艰难→精气衰败

神的判断

得神 有神，精气充足神旺。

表现：神志清楚，语言清晰，目光明亮，精彩内含，面色红润，表情自然，肌肉不削，形态自如，动作灵活，反应灵敏，呼吸均匀 → 健康病轻

意义：精气充盛，体健神旺，精气未衰，预后良好。

少神 精气不足，神气不旺。

表现：精神不振，两目乏神，面色少华，肌肉松软，倦怠乏力，少气懒言，动作迟缓 → 病轻，疾病恢复期

意义：正气不足，精气轻度损伤，脏腑功能减退。

常见于虚证患者或病后恢复期。

失神 无神，精亏神衰或邪盛神乱。

精亏神衰：精神萎靡，意识模糊，反应迟钝，面色无华，目光无彩，眼神呆滞，表情淡漠，肌肉瘦削，动作失灵 → 久病重病

意义：精气大伤，脏腑功能严重受损。

邪盛神乱：神昏谵语，舌謇肢厥，猝倒神昏，两手握固，牙关紧急，二便闭塞 → 急性病，病重

意义：气血功能严重障碍，气血津液失调。

假神 神气暂时好转的虚假表现，为临终征兆。

表现：
- 本已失神，突然精神转佳
- 病至言语断续，忽而响亮起来
- 面色晦暗，突然泛红
- 本来毫无食欲，忽然食欲增强

→ 回光返照

意义：脏腑精气耗竭殆尽，正气将绝，阴不敛阳，虚阳外越，阴阳即将离决。

神乱 神志意识错乱失常。

焦虑恐惧：时时恐惧，焦虑不安。

心胆气虚，心神失养所致，常见于脏躁。

狂躁不安：胡言乱语，打人毁物，不避亲疏，妄行不休。

暴怒化火，炼津为痰，痰火扰神所致。常见于狂病。

淡漠痴呆：神识痴呆，表情淡漠，喃喃自语，哭笑无常。

忧思气结，痰浊蒙蔽心神，或先天禀赋不足所致。

常见于癫病或痴呆。

猝然昏仆：猝然扑倒，不省人事，口吐涎沫，四肢抽搐，醒后如常。

肝风夹痰，蒙蔽清窍所致。常见于痫病。

望神的注意事项

以神会神：精心凝神，仔细观察。

形神相参：形与神不一致时，须综合判断。

审慎真假：假神出现得比较突然，其“好转”与病情不相符，只是局部的和暂时的。病情好转是由无神转为有神，有一个逐渐变化的过程。

明辨得失：失神的神志异常一般出现于全身性疾病的危重阶段；神乱的神志错乱多反复发作，出现在疾病的某一阶段。

望色

望面色的原理

面部色泽由气血上荣于面而成，反映内在气血状况。

面部血脉丰富，色泽变化易于观察。

望色、泽的意义

颜色 反映气血盛衰，以及疾病的不同性质和不同脏腑。

颜色异常 → 脏腑有病

光泽 反映脏腑精气盛衰。

荣润光泽 → 脏腑精气未衰，无病或病轻

晦暗枯槁 → 脏腑精气已衰，病重

面部脏腑分候

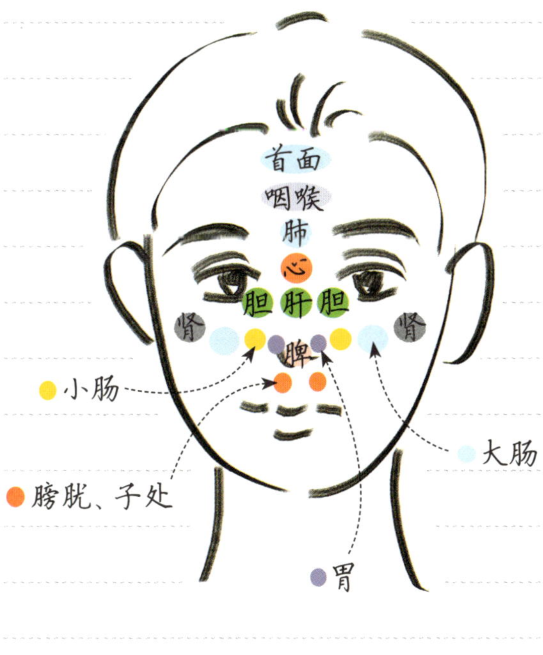

额庭 —— 首面

眉心上 —— 咽喉

眉心 —— 肺

鼻根 —— 心

鼻柱 —— 肝

鼻柱旁 —— 胆

鼻翼 —— 胃

鼻翼旁 —— 小肠

鼻尖 —— 脾

颊 —— 肾

颧骨下 —— 大肠

人中 —— 膀胱、子处

常色 健康时的面色。

- **主色**：生来就有，一生基本不变的肤色
  - 红黄隐隐 → 胃气充足，精气内含
  - 明润含蓄 → 精气充盛，脏腑功能正常
- **客色**：因季节、气候、昼夜变化而发生相应变化的肤色

春稍青　夏稍红　秋稍黄　冬稍黑

病色 疾病状态时的面色。

- **善色**：五色光明润泽（气至） → 易治，预后良好
  - 反映情况：病情较轻，脏腑精气未衰
  - 见于新病、轻病
- **恶色**：五色晦暗枯槁（气不至）
  - 反映情况：病情较重，脏腑精气已衰
  - 见于久病、重病 → 难治，预后不良

五色主病

青　赤　白　黄　黑

青色：主寒证、气滞、血瘀、疼痛、惊风

- 面色淡青或青黑 → 寒盛、剧痛（气滞腹胀、寒滞肝脉）
- 突然面色青灰、口唇青紫、肢冷脉微 → 心阳不振，心脉痹阻
- 久病面色青黄、口唇青紫 → 心气、心阳衰虚，心血瘀阻
- 面色青黄（苍黄） → 肝郁脾虚
- 小儿眉间、鼻柱、唇周发青 → 惊风或惊风先兆

赤色：主热证，也可见于戴阳证

- 满面通红 → 实热证（外感发热，或脏腑火热炽盛）
- 两颊潮红 → 阴虚证（阴虚阳亢的虚热证）
- 久病重病，面色苍白，却时而泛红，游移不定 → 戴阳证 → 病情危重

白色：主虚证（血虚、气虚、阳虚）、寒证、失血症

- 面色淡白无华，唇舌色淡 → 血虚证或失血症
- 面色㿠白 → 阳虚证
- 面色㿠白虚浮 → 阳虚水泛
- 面色苍白伴大出血 → 脱血、亡阳、阴寒内盛

黄色：主虚证、湿证

- 面色萎黄 → 脾胃气虚，气血不足
- 面色黄而虚浮 → 脾气虚衰，湿邪内阻
- 面目一身俱黄 → 黄疸
  - 面黄鲜明如橘皮 阳黄 → 湿热蕴结
  - 面黄暗如烟熏色 阴黄 → 寒湿困阻

黑色：主肾虚、寒证、水饮、血瘀、疼痛

- 面色黧黑晦暗 → 肾阳虚
- 面色黑而干焦 → 肾阴虚
- 面色紫暗黧黑，肌肤甲错 → 瘀血
- 眼眶周围发黑 → 肾虚水饮内停、寒湿带下

五色与五脏对应关系

青——肝色　赤——心色

白——肺色　黄——脾色　黑——肾色

望色的影响因素

- 气候　天热则稍赤，天寒则稍白或微青。
- 昼夜　白天则更显光华，夜晚则略为沉暗。
- 情绪　喜悦时则稍赤，抑郁时则稍青，思虑时则稍黄。
- 饮食　饱后则稍红有光泽，饥时则稍淡少华，酒后则面红目赤。

望形

望形的原理

五体：皮、肉、脉、筋、骨。

肝合筋，心合脉，肺合皮，脾合肉，肾合骨

五体合五脏
五体依赖五脏精气充养
} 观察五体可测知五脏精气情况

形体强弱

体强

骨骼健壮，胸廓宽厚，肌肉充实，皮肤润泽，筋强力壮 → 内脏坚实，气血旺盛，抗病力强，有病易治，预后较好

体弱

骨骼细小，胸廓狭窄，肌肉消瘦，皮肤枯槁，筋弱无力 → 内脏脆弱，气血不足，抗病力弱，有病难治，预后较差

形体胖瘦

肥胖 嗜食肥，喜静少动，脾失健运，痰湿脂膏积聚所致。

- 肥而食少 形厚气虚，难以周流而成痰 → 形盛气虚
- 胖而能食 大腹便便，聚湿生痰 → 形气有余

→ 肥人多痰湿

消瘦 气火有余，阴虚居多。

- 形瘦食多 食不知饱，时而嗳腐吞酸 → 中焦有火
- 形瘦食少 → 中气虚弱

→ 瘦人多虚火

形体体质

阳胜之人：阴虚阳盛，体形偏瘦长，头长，颈细长，肩狭窄，胸狭长平坦，姿势多前屈 → 易阴虚火旺

阴胜之人：阳虚阴盛，体形偏矮胖，头圆，颈短粗，肩宽平，胸宽短圆，姿势多后仰 → 易寒湿痰浊内停

阴阳平和之人：阴阳无偏盛偏衰，气血调匀，体形适中 → 不易患病

望姿态

望姿态的原理

阳、热、实证患者，机体功能亢进，多表现为躁动不安。

阴、寒、虚证患者，机体功能衰减，多表现为喜静少动。

不同的疾病常常可使患者产生不同的体位和动态。

动静姿态

坐姿
- 坐而仰首：多见于哮病、肺胀，或痰饮停肺、肺气壅滞等病证
- 坐而喜俯，少气懒言：多属气虚体弱
- 卧而不能坐，坐则晕眩：为气血俱虚，夺气夺血
- 坐而不得卧，卧则咳逆：为肺气壅滞，或心阳不足，水气凌心
- 坐卧不宁：为烦躁之征，或腹满胀痛之故
- 坐时常以手抱头，头倾不能昂，凝神直视：为精神衰败

卧姿
- 喜向内卧，喜静懒动，身重不能转侧：多属阴证、寒证、虚证
- 喜向外卧，身轻自能转侧，躁动不安：多属阳证、热证、实证
- 仰卧伸足，掀去衣被：多属实热证
- 蜷卧缩足，喜加衣被：多属虚寒证

立姿
- 行走站立不稳，常并见眩晕：多属肝风内动或气血亏虚
- 不耐久立，立则常欲倚物支撑：多属气血虚衰
- 坐立之时常以手扪心，闭目蹙额：多见于心虚怔忡
- 行走以手护腹，俯身前倾：多为腹痛之征

行态
- 行走时身体震动不定：多属肝风内动，或筋骨虚损
- 行走时突然止步不前，以手护心，不敢行动：多为真心痛
- 以手护腰，弯腰曲背，转摇不便，行动艰难：多为腰腿病

异常动作

颤动：睑、面、唇、指、趾不时颤抖或振摇不定，不能自主。

若见于外感热病，多为热盛动风；

若见于内伤虚证，多为血虚阴亏，经脉失养，属虚风内动。

手足蠕动：手足时时掣动，动作迟缓无力，类似虫之蠕行。

多为脾胃气虚，气血生化不足，筋脉失养，或阴虚动风。

手足拘急：手足筋肉挛急不舒，屈伸不利。

多因寒邪凝滞或气血亏虚，筋脉失养所致。

四肢抽搐：四肢筋脉挛急与弛张间作，舒缩交替，动作有力。

多因肝风内动，筋脉拘急所致，可见于惊风、痫病。

猝然跌倒：猝然昏仆，不省人事，伴半身不遂、口眼㖞斜。

属中风。

循衣摸床，撮空理线：患者重病神识不清，不自主地伸手抚摸衣被、床沿，或伸手向空中，手指时分时合。

为病重失神之象。

舞蹈病状：儿童手足伸屈、扭转，挤眉眨眼，努嘴伸舌，状似跳舞。

为先天禀赋不足或气血不足、风湿内侵。

第二节　局部望诊

一、望头面

头形

小儿头过大或过小。

多因先天不足，肾精亏损，颅骨发育不良所致。

小儿前额左右突出，头顶平坦，颅呈方形。

多因肾精不足或脾胃虚弱，颅骨发育不良所致，多见于佝偻病。

囟门

囟门突起　多属实证，因热邪炽盛，或颅内水液停聚，或脑髓病变所致。哭泣时囟门可暂时稍微突起，安静后即恢复正常。

囟门凹陷　多属虚证，因吐泻伤津，气血不足，或先天精亏髓虚所致。6个月以内婴儿囟门微陷属正常。

囟门迟闭　先天肾精不足，或后天脾胃虚弱，发育不良。多见于佝偻病患儿。常兼有“五迟”“五软”。

五迟：立迟、行迟、语迟、发迟、齿迟

五软：头项软、口软、手软、足软、肌肉软

头之动态

头部不自觉地摇动而不能自制。

无论成人或小儿，多为肝风内动之兆。

头发

色泽

- 发黄干枯，稀疏易落：
  多属精血不足，见于大病后或慢性虚损者
- 青壮年白发：伴有耳鸣、腰酸等症者，属肾虚
  伴有失眠、健忘等症者，为劳神伤血
- 短时间内须发变白：多属肝郁气滞，或先天禀赋所致
- 小儿发枯无泽，面黄肌瘦，腹大便溏：常见于小儿疳积

脱发

- 头发突然呈片状脱落，显露光亮头皮：多为血虚受风
- 发稀而细易脱，质脆易断：多因肾虚、精血不足所致
- 青壮年发稀易落：兼眩晕、健忘、腰膝酸软，为肾虚
  兼头皮痒、多屑、多脂，为血热化燥
- 头发日久不长，伴有头痛、面色暗滞，舌质暗：为瘀血阻滞

面部

面肿

- 面部浮肿，皮色不变：多见于水肿病
- 颜面红肿，焮热疼痛：多由风热火毒上攻所致

腮肿

- 腮部以耳垂为中心肿起，边缘不清，按之有柔韧感及压痛：
  为痄腮，因外感温毒之邪所致，多见于儿童
- 颐颔部（下颌）肿胀疼痛，张口受限，伴有寒热：
  为发颐（化脓性腮腺炎），多因阳明热毒上攻所致

面瘦

- 面部肌肉消瘦，两颧高耸，眼窝、颊部凹陷：
  为气血虚衰，脏腑精气耗竭，失神的表现

口眼㖞斜

- 患侧面肌弛缓，肌肤不仁，额纹消失，鼻唇沟变浅，
  目不能合，口不能闭：为风邪中络
- 兼半身不遂：为肝阳化风，风痰阻闭经络（卒中）

望五官

望目

- 目神
  - 有神：视物清楚，精彩内含，神光充沛。虽病易治
  - 无神：白睛混浊，黑睛晦滞，失却精彩，浮光暴露。病难治
- 目色
  - 目眦赤痛：为心火上炎
  - 白睛发红：为肺火
  - 睑缘红肿湿烂：为脾经湿热
  - 全目赤肿：为肝经风热
  - 目眦淡白：为血虚、失血
  - 白睛变黄：为黄疸
  - 目眶周围见黑色：为肾虚水泛之水饮病，或寒湿下注的带下病
  - 黑睛深层呈圆盘状翳障：为肝胆实火上攻或阴虚火旺
- 目形
  - 胞睑微肿：水肿初起
  - 胞睑红肿
    - 有结节如麦粒，红肿较轻：针眼
    - 胞睑弥漫肿胀，红肿较重：眼丹
  - 久病重病者下睑浮肿：多为肾气虚衰
  - 眼窝凹陷：属阴液耗损之征，或因精气衰竭所致
  - 眼球突起而喘：肺胀
  - 眼突而颈肿：瘿肿（甲状腺肿大）
- 目态
  - 瞳仁缩小：多因肝胆火炽，或肝肾劳损、虚火上扰所致，或为中毒
  - 瞳仁散大：多属肾精耗竭，为濒死危象
  - 目睛上视，不能转动：多见于惊风、痉厥或精脱神衰之重证
  - 目睛凝视，转动不灵或横目斜视：为肝风内动
  - 眼睑下垂：为先天不足或脾肾亏虚所致

望耳

色泽
- 耳郭色泽红润：气血充足
- 耳郭焦黑干枯：肾精亏虚
- 耳郭淡白：气血亏虚
- 耳轮红肿：肝胆湿热或热毒上攻
- 耳轮青黑：阴寒内盛或有剧痛
- 小儿耳背有红络，耳根发凉：多为麻疹先兆

形态
- 耳郭外形厚而大：属形盛，为肾气充足
- 耳郭肿大，伴见色红：邪气实，多属少阳相火上攻
- 耳郭瘦小而薄：属先天亏损，肾气不足
- 耳郭瘦削而干焦：属正气虚，多为肾精耗竭或肾阴不足
- 耳郭萎缩：属肾气竭绝
- 耳轮肌肤甲错：多属久病血瘀

病变
- 脓耳：耳内流脓
  - 属实证，多因风热上扰或肝胆湿热所致
  - 属虚证，多因肾阴虚损，虚火上炎所致
- 耳疖：耳道局限性红肿疼痛突起，多因邪热搏结耳窍所致

望鼻

鼻为肺之窍，其色泽和形态的变化可以反映肺和脾胃的病变。

色泽
- 鼻端微黄明润——新病为虽病而胃气未伤，属病轻；久病为胃气来复，属病势向愈
- 鼻端晦暗枯槁——胃气已衰，属病重
- 鼻端色白——气血亏虚
- 鼻端色赤——肺脾蕴热
- 鼻端色青——阴寒腹痛
- 鼻端色黄——湿热

形态
- 鼻头红肿生疮——胃热或血热
- 酒渣鼻 — 胃火熏蕴，血壅肺络
- 鼻柱溃陷 — 梅毒
- 鼻柱塌陷，眉毛脱落 — 麻风恶候
- 鼻翼扇动，呼吸喘促 — 肺热、哮病

病变
- 鼻孔干燥，黑如烟煤 — 高热日久，阳毒热深
- 鼻流清涕 — 外感风寒表证
- 鼻流浊涕 — 外感风热表证
- 鼻流腥臭脓涕 — 外邪侵袭、胆经蕴热
- 鼻腔出血 — 肺胃蕴热、外伤
- 鼻息肉，气息难通 — 湿热邪毒壅结鼻窍

望口唇

脾开窍于口，其华在唇，通过口唇可诊察脾胃病变。

唇之色泽

- 唇色红润 — 正常人的表现
- 唇色淡白 — 血虚或失血
- 唇色深红 — 热盛。深红干燥者属热盛伤津
- 口唇青紫 — 瘀血证
- 口唇青黑 — 寒凝血瘀或痛极，血络瘀阻所致

唇之形态

- 唇干而裂 — 津液损伤，多属燥热伤津或阴虚液亏
- 口唇糜烂 — 多为脾胃积热上蒸所致
- 唇边生疮，红肿疼痛 — 为心脾积热所致

口之形态

- 口角流涎 — 在小儿为脾虚湿盛，在成人为中风
- 口疮 — 心脾积热、阴虚火旺
- 鹅口疮（口腔、舌上出现片状白屑，状如鹅口）
  — 感受邪毒、心脾积热

口之动态

- 口噤：口闭而难开，牙关紧急 — 属实证
  见于惊风、半身不遂
- 口张：口开而不闭合 — 属虚证
  若气出不入 — 属肺气将绝
- 口撮：上下口唇紧聚，不能吸吮 — 小儿脐风
- 口僻：口角向一侧歪斜 — 风邪中络，或风中脏腑
- 口振：战栗鼓颌，口唇振摇 — 阳虚寒盛或邪正剧争所致
  见于温病、伤寒欲作战汗，或疟疾发作
- 口动：口频繁开合，不能自禁 — 胃气虚弱
  若口角掣动不止，则为热极生风或脾虚生风之象

望齿龈

望齿龈可诊察肾与肠胃病变，以及津液盈亏。

齿之形色

- 洁白润泽而坚固 — 肾气充足、津液未伤
- 干燥 — 胃阴已伤
- 光燥如石 — 阳明热甚，津液大伤
- 燥如枯骨 — 肾阴枯竭，见于温热病的晚期，属病重
- 枯黄脱落 — 为骨绝，属病重

齿之动态

- 牙关紧急 —— 风痰阻络或热极动风
- 咬牙 —— 热盛动风
- 睡中龂齿 —— 多为胃热或虫积，亦可见于正常人

牙龈色泽

- 淡红而润泽，质韧，与牙颈部紧密结合
  —— 胃气充足，气血调匀
- 淡白 —— 血虚
- 红肿疼痛 —— 胃火亢盛

牙龈形态

- 牙宣：龈肉萎缩，牙根暴露，牙齿松动 —— 肾虚或胃阴不足
- 牙疳：牙龈溃烂，流腐臭血水，牙齿脱落 —— 胃腑积热
- 齿衄：牙缝出血 —— 胃肠实热、虚火上炎，或脾不统血

望咽喉

红肿

- 咽部深红，肿痛明显 —— 实热证，为风热邪毒或肺胃热毒壅盛
- 咽部嫩红，肿痛不甚 —— 阴虚证，为肾阴亏虚、虚火上炎
- 咽部淡红漫肿，疼痛轻微 —— 痰湿凝聚
- 乳蛾：咽痛，咽喉两侧红肿肥大，形如乳头或乳蛾，有脓点
  —— 风热外侵，或肺胃热盛；或虚火上炎，气血瘀滞
- 喉痈：咽喉部红肿高突，疼痛剧烈，吞咽困难，身发寒热
  —— 脏腑蕴热，复感外邪，热毒客于咽喉所致

溃烂

溃烂分散表浅 — 肺胃之热轻浅或虚火上炎

溃烂成片或洼陷 — 肺胃热毒壅盛

咽部溃腐日久，周围淡红或苍白 — 多属虚证

假膜

咽部溃烂处表面所覆盖的一层黄白或灰白色膜

假膜松厚，容易拭去

— 病情较轻，是肺胃热浊之邪上壅于咽所致。

假膜坚韧，不易拭去，强剥出血，很快复生

— 白喉。多见于儿童，为疫毒内盛，或热毒伤阴所致。

望颈项

外形变化

颈瘿：颈前喉结处有肿块突起，可随吞咽移动。

— 肝郁气结，痰凝血瘀，或水土失调，痰气凝结所致。

瘰疬（颈部淋巴结结核）：颈侧颌下肿块如豆，累累如串珠。

— 肺肾阴虚，虚火灼液，结成痰核，或外感风热时毒，气血壅滞于颈部所致。

动态变化

项强：项部筋脉肌肉拘紧或强硬，俯仰转动不利。

— 多为风寒侵袭太阳经脉，经气不利所致。

伴高热神昏，甚则抽搐 — 多属热极生风。

睡醒后突觉项强不便（落枕）

— 多因睡姿不当或风寒客于经络，或颈部劳损所致。

项软：颈项软弱，抬头无力。

— 小儿项软，多因先天不足，肾精亏损，或后天失养，发育不良，可见于佝偻病患儿。

— 久病、重病者颈项软弱，头垂不抬，眼窝深陷，多为脏腑精气衰竭之象，属病危。

颈脉怒张：颈部脉管明显胀大，平卧时更甚。

— 多见于心血瘀阻、肺气壅滞及心肾阳衰、水气凌心者。

望躯体

望胸胁

扁平胸：胸廓前后径小于左右径的一半。

— 肺肾阴虚、气阴两虚。

桶状胸：胸似桶状，咳喘、羸瘦。

— 风邪痰热，壅滞肺气。

鸡胸：小儿胸廓向前向外突起，为畸形。

— 先天不足，后天失调，骨骼失于充养。

漏斗胸：胸骨下端及与其相连的两侧肋软骨向内凹陷。

— 多因先天发育不良。

肋如串珠：肋部硬块突起，连如串珠。

— 肾精不足，骨质不坚，骨软变形。多见于佝偻病患儿。

胸不对称：多见于肺部手术后。

— 若一侧膨隆，咳则引痛，常见于悬饮证或气胸。

乳痈：乳房局部红肿，甚至溃破流脓。

— 肝失疏泄，乳汁不畅，乳络壅滞。

望腹部

腹部膨隆：仰卧时前腹壁明显高于胸骨至耻骨联合上缘中点连线。

水肿：腹部胀大，伴周身俱肿。

— 因肺脾肾三脏功能失调，水湿内停所致。

臌胀：仅见腹部肿大，四肢消瘦。

— 多因肝气郁滞或脾虚，以致气滞水停血瘀。

腹部凹陷：仰卧时前腹壁明显低于胸骨至耻骨联合上缘中点连线。

腹部凹陷如舟状，肌肉松弛失去弹性，伴形体消瘦。

— 久病脾胃气虚，或新病吐泻太过、津液大伤。

腹皮甲错，深凹着脊。— 为脏腑精气耗竭，属病危。

腹露青筋：常与腹部膨隆同时出现。（见于臌胀重证）

— 肝郁气滞，脾失健运，气滞湿阻，或脾肾阳虚，

水湿内停等导致气血运行不畅，脉络瘀阻所致。

望腰背

脊柱后凸

- 小儿驼背 — 先天不足，后天失养，骨失充养，脊柱变形所致
- 成人驼背 — 脊椎病患所致
- 久病后背弯曲 — 脏腑精气虚衰

脊柱侧弯：脊柱的某一段偏离身体正中线，使脊柱成侧向弧形。

— 坐姿不良，或先天禀赋不足、肾精亏虚，或一侧胸部疾病。

脊疳：背部肌肉消瘦，脊骨突出如锯齿状。

— 脏腑精气极度亏损。

腰部拘急：脊腰痛，活动受限，转侧不利。

— 寒湿侵袭，经气受阻，或跌仆闪挫，血脉瘀滞所致。

望四肢

望外形

肢体肿胀：四肢水肿，有的仅足跗肿胀，按之有凹痕。

—— 多见于水肿。

膝部肿大：膝部红肿热痛，屈伸不利。

—— 多为热痹，风湿郁久化热所致，见于鹤膝风、膝关节损伤。

手指变形：手指关节呈梭状畸形，活动受限。

—— 多由风湿久蕴，筋脉拘挛所致。

小腿青筋：小腿脉络曲张，形似蚯蚓，甚者胀痛不舒。

—— 多因寒湿内侵，或因长期站立以致血行障碍所致。

下肢畸形：膝内翻或膝外翻。

—— 先天禀赋不足，肾气不充，或脾胃虚弱，发育不良所致。

望动态

肢体软弱无力，甚则痿废不用。

—— 多见于痿病，因肺热伤津，或湿热浸淫，或脾胃虚弱，或肝肾亏虚，或外伤瘀血阻滞所致。

一侧上下肢不遂 —— 多见于中风病。

双下肢痿废不用 —— 见于截瘫患者。

望二阴

望前阴

阴囊肿大。多见于疝气，因小肠坠入阴囊所致；或内有瘀血、水液停积，或脉络迂曲，睾丸肿胀等。

阴囊红肿热痛，皮紧光亮，寒热交作。多为肝经湿热下注所致。

阴部湿疹：男子阴囊或女子大小阴唇起疹，瘙痒灼痛，湿润或有渗液，反复发作。

—— 多因肝经湿热下注，风邪外袭所致。

湿疹日久患处皮肤粗糙变厚，呈苔藓样，为阴虚血燥。

子宫脱垂：妇女阴部有物下坠或挺出阴道口外，又称阴挺。

—— 多因气虚下陷、带脉失约、冲任虚损，或生育过多，或产后劳伤，损伤胞络及肾气，系胞无力所致。

望后阴

肛裂：肛门有裂口，疼痛，便时流血。

—— 热结肠燥或阴虚津亏，大便秘结，排便过于用力，使肛管皮肤裂伤感染而致。

痔疮：肛门内外之周围有物突出，肛周疼痛，甚至便时出血。

—— 肠中湿热蕴结或血热肠燥，或久坐、负重、便秘等，使肛部血瘀，热与血相搏，结滞而成。

肛瘘：肛周发生瘘管，局部反复流脓、疼痛、瘙痒。

—— 肛周痈肿余毒未尽，溃口不敛所致。

脱肛：直肠黏膜或直肠反复脱出肛外，伴肛门松弛。

—— 脾虚中气下陷所致，常见于老人、产妇或久泻、久咳和习惯性便秘者。

肛痈：肛周局部红肿疼痛，状如桃李，破溃流脓，伴高热。

—— 湿热下注，或外感邪毒阻于肛周所致。

望皮肤

望前阴

色泽异常

皮肤发黄：面目、皮肤、爪甲俱黄。为黄疸。

- 黄色鲜明如橘皮 — 阳黄 — 湿热蕴蒸
- 黄色晦暗如烟熏 — 阴黄 — 寒湿阻遏

皮肤发赤：皮肤突然鲜红成片，色如涂丹，边缘清楚，灼热肿胀。为丹毒。

- 发于头面 — 抱头火丹
- 发于小腿足部 — 流火
- 全身、游走不定 — 赤游丹
- 发于上部者 — 风热化火
- 发于下部者 — 湿热化火

皮肤发黑：皮肤黄中显黑，黑而晦暗，为黑疸。

见于黄疸病后期 — 劳损伤肾

全身皮肤发黑 — 肾阳虚衰

皮肤白斑：片状白色，大小不等，边界清楚，称白癜风。

— 风湿侵袭，气血失和，血不荣肤。

形态异常

皮肤干枯：皮肤干枯无华，甚至皲裂、脱屑。

— 阴津耗伤，营血亏虚，或燥邪侵袭，气血滞涩。

肌肤甲错：皮肤干枯粗糙，状若鱼鳞。

— 血瘀日久，肌肤失养。

肌肤水肿

- 肿起较速，颜面先肿 — 阳水 — 外感风邪
- 肿起较缓，下肢先肿 — 阴水 — 脾肾阳衰

皮肤病证

斑 疹

麻疹：平铺皮下，抚之不碍手，压之不褪色。

斑：
- 斑点成片 —— 阳斑 —— 热入营血，迫血外溢
- 斑点大小不一，淡红或紫暗，发无定处，不见于面、背部 —— 阴斑 —— 内伤气虚，气不摄血

疹：高出皮肤，抚之碍手，压之褪色。

麻疹：儿童常见，多因感受时邪疫毒所致。

出疹前先有发热恶寒，咳嗽喷嚏，鼻流清涕。

先见于耳后，延及头面、胸腹、四肢。

疹色桃红，尖而稀疏，抚之触手，逐渐稠密。

2～5天出全，然后按出疹顺序逐渐消退。

风疹：多因感受风热时邪，与气血相搏所致。

疹色淡红，细小稀疏，瘙痒不已，时发时止。

瘾疹（荨麻疹）：多因正气不足，外感风邪；或饮食失节，肠胃积热；或情志内伤；或过敏所致。

淡红或苍白色风团，瘙痒，搔之融合成片，高出皮肤，发无定处，出没迅速，时隐时现。

风疹与瘾疹的区别!!

风疹：细小稀疏，时发时止。

瘾疹：搔之融合成片，时隐时现。

!!斑疹顺逆判断

斑疹发后热退神清，是邪去正安，为顺；

斑疹现后仍壮热不退、神识不清，是邪气内陷，为逆。

水疱

儿科常见传染病

水痘：小儿皮肤出现粉红色斑丘疹，很快变成椭圆形的小水疱，其后结痂，常伴发热。　外感时邪，内蕴湿热

特征：晶莹明亮，浆液稀薄，皮薄易破，大小不等，分批出现。

白㾦：白色小疱疹，晶莹如粟。

外感湿热之邪，郁于肌表，汗出不彻所致。

白㾦顺逆判断!!

> 晶莹饱满、颗粒清楚者，为津气尚充足，是顺证。
>
> 色枯而白、干瘪无浆者，为津气已亏竭，是逆证。

湿疹：周身红斑，迅速形成丘疹、水疱，破后渗液、糜烂。

禀赋不耐，饮食失节，湿热内蕴，复感风邪所致。

热气疮：口唇、鼻孔周围、面颊出现粟米大小成群的水疱，灼热瘙痒，溃后结痂。

外感风热或肺胃蕴热上熏所致。

缠腰火丹（带状疱疹）：起于一侧腰部或胸胁部，初起皮肤灼热刺痛，簇生成群，带状分布，局部刺痛。

肝经湿热熏蒸所致。

疮 疡

痈：红肿高大，根盘紧束，焮热疼痛。

特征：未脓易消，已脓易溃，疮口易敛。

湿热火毒蕴结，气血壅滞，热蒸肉腐成脓。属阳证

疽：

有头疽（阳证）：初起局部有粟粒样脓头，焮热红肿胀痛，易向深部及周围扩散，脓头相继增多

外感热邪火毒、内因脏腑蕴毒，气血壅滞

无头疽（阴证）：漫肿无头，皮色不变，无热少痛，难消、难溃、难敛，溃后易伤筋骨

气血亏虚，寒痰凝滞

疔：形小如粟，根深坚硬，麻木疼痛，多发于颜面和手足。

特征：病情变化迅速，容易造成毒邪走窜。

竹木刺伤，或感受疫、疠、火毒邪气。

疖：形小而圆，根浅局限，红肿不甚，容易化脓，脓溃即愈。

外感火热毒邪，或湿热蕴结。

痤 疮

颜面、胸、背等处生丘疹如刺，可挤出白色碎米样粉汁。

成因：肺经风热阻于肌肤；

过食肥甘油腻、辛辣食物，脾胃蕴热，湿热熏蒸于面；

青春之体阳热较盛，劳汗当风，阳热郁阻肌肤。

第三节 舌 诊

舌诊原理

舌与脏腑经络的关系

舌与心的关系：

- 舌为心之苗，手少阴心经之别系舌
- 心主血脉，而舌质的血脉最丰富
- 心藏神，开窍于舌，舌的运动等受心神的支配

舌与脾胃的关系：

脾开窍于口，舌苔是由胃气蒸化谷气，上承于舌面而生成，故舌与脾胃运化功能相应，舌体又赖气血充养。体内发生病变，舌象就会出现变化。

舌面的脏腑分布

舌尖反映上焦（心，肺）的病变。

舌中反映中焦（脾、胃）的病变。

舌根反映下焦（肾）的病变。

舌两侧反映肝、胆的病变。

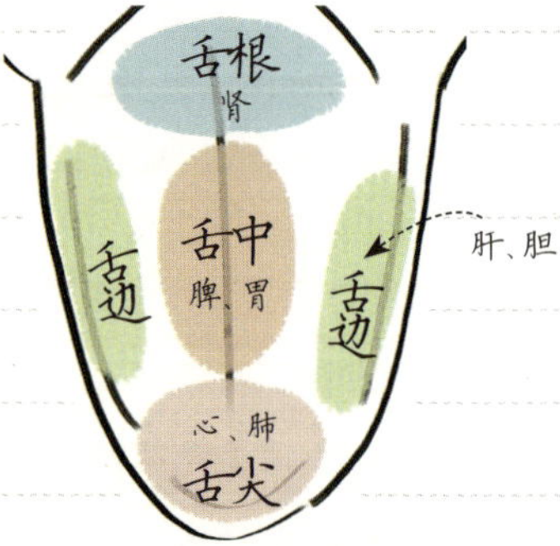

舌诊方法

顺序

先看舌质（颜色、光泽、形状、动态），再看舌苔（有无、色泽、质地、分布状态），最后观察舌下络脉。

先看舌尖，再看舌中、舌边，最后看舌根。

刮舌与揩舌

为了探察舌面的润燥以及舌苔的松腐与坚敛等情况。可用于鉴别舌苔有根无根，以及是否属于染苔。

刮舌：用消过毒的刮舌板或压舌板，以轻重适中的力度由舌根向舌尖慢慢刮，连续三五次。

揩舌：用消毒棉签蘸少许清水，在舌面上连续揩抹数次。

较薄的浮松苔，可用揩法；较坚实的厚腻苔，可用刮法。

刮之不脱或刮面留污渍，多为里有实邪。

刮之易去，舌体明净光滑，多为虚证。

舌诊的注意事项

光线的影响

以白天充足而柔和的自然光线为佳，如在夜间或暗处，用日光灯为好，光线要直接照射到舌面，避免有色光源。

饮食或药品的影响

1. 进食后，由于食物的反复摩擦，使舌苔由厚变薄。
2. 饮水后，可使干燥舌苔变湿润。
3. 食用辛热食物，舌色可由淡红变为鲜红，或由红色转为绛色。
4. 长期服用某些抗生素，可产生黑腻苔或霉腐苔。
5. 牛奶、豆浆、椰汁等可使舌苔变白、变厚。
6. 各种有色食物可将舌苔染色。

舌诊的内容和正常舌象

舌诊内容

望舌质（舌体） 舌质为脏腑气血之所荣

望舌的神、色、形、态，以察脏腑虚实、气血盛衰

望舌苔（舌面附着物） 舌苔为胃气上蒸所生

望苔质、苔色，以察病位深浅、病邪性质、邪正消长

正常舌象

淡红舌，薄白苔；舌质柔软，活动自如。

舌象的生理变异 正常现象

季节

夏季暑湿盛时，舌苔多厚，或有淡黄色。

秋季燥气当令，舌苔多薄而干。

冬季严寒，舌苔常湿润。

时间

晨起舌苔多厚，进食后则舌苔变薄。

刚刚起床，舌色可见暗滞，活动之后，则会变得红活。

年龄

老年人气血常常偏虚，舌多现裂纹，舌乳头也常见萎缩。

小儿易患舌疾，出现白屑或剥苔。

体质

肥胖之人舌多略大、质淡。

消瘦之人舌体略瘦、质偏红。

望舌质

望舌神

	特征	意义
荣舌	舌质荣润红活，有生气，有光彩，舌体活动自如	气血充盛，健康 虽病亦预后良好
枯舌	舌质干枯死板，毫无生气，失去光泽，或活动不灵	气血衰败。病中见枯舌，多属危重病证

望舌色

	特征	意义
淡红舌	淡红润泽，白中透红	心血充足，阳气旺盛 外感病见舌淡红，多属表证 内伤病见之，多病轻
淡白舌	红色少 白色多	气血亏损 枯白无血色，为亡血夺气，病情危重 淡白光莹，舌体瘦薄，为气血两虚 淡白湿润，舌体胖嫩，为阳虚水湿内停
红舌	比正常舌色红，或呈鲜红色	主热证 起芒刺，或兼黄厚苔，多属实热证 少苔，裂纹，或红光无苔，为虚热证 舌尖红，多为心火上炎 舌两边红，多为肝经有热
绛舌	多由红舌发展而成，颜色更深	主热盛证　　绛色愈深，热邪愈甚 有苔，为温热病热入营血，或脏腑热盛 少苔或无苔，或有裂纹，为久病阴虚火旺

	特征	意义
青紫舌	由淡白舌或红绛舌发展而成	热毒炽盛，津液耗损，气血壅滞 全舌青紫，多为全身性血行瘀滞 舌淡紫而润，多为阴寒内盛 舌淡红中泛青紫，为肺气壅盛或肝郁血瘀，或气虚 局部舌紫斑、瘀点，为局部血络损伤 且干枯少津，多为热毒炽盛，营血受灼

望舌形

	特征	意义
老嫩舌	老舌：舌质纹理粗糙	多主实证
	嫩舌：纹理细致	为气血不畅，有水湿，主虚证
胖瘦舌（胖→湿、热；瘦→虚、火）	胖大舌：舌大，松弛	脾肾阳虚所致，主水湿、痰饮
	肿胀舌：舌体肿大，甚者不能闭口、不能缩回	舌红胖大，为脾胃湿热或痰热相搏 肿胀红绛，为心脾热盛，热毒上壅
	瘦薄舌：舌小而瘦薄	为阴血耗伤、脾虚精亏、舌失濡养
点刺舌	红色颗粒突起像刺，触摸时刺手	舌尖生点刺，为心火亢盛 舌边有点刺，为肝胆火盛 舌中有点刺，为胃肠热盛 舌红而起芒刺，兼焦黄苔，为气分热极 舌红绛点刺鲜红，为血分内盛，或阴虚火旺 舌红点刺色绛紫，为热入营血而气血壅滞

	特征	意义
裂纹舌	舌面有明显裂痕	舌淡白而有裂纹，为血虚不润 舌红绛而有裂纹，为热盛伤津或阴液亏虚 舌淡白胖嫩，边有齿痕又有裂纹，为脾虚湿浸
齿痕舌	舌体肿大，边有齿痕	脾虚或水湿内停证 舌淡白胖大润而有齿痕，为寒湿壅盛，或阳虚水湿内停 舌淡红而有齿痕，为脾虚或气虚 舌红肿胀满，舌边有齿痕，为湿热痰浊内蕴 舌淡红而嫩，舌不大而边有轻微齿痕，为先天性齿痕 病中见之提示病情较轻，多见于小儿或气血不足者

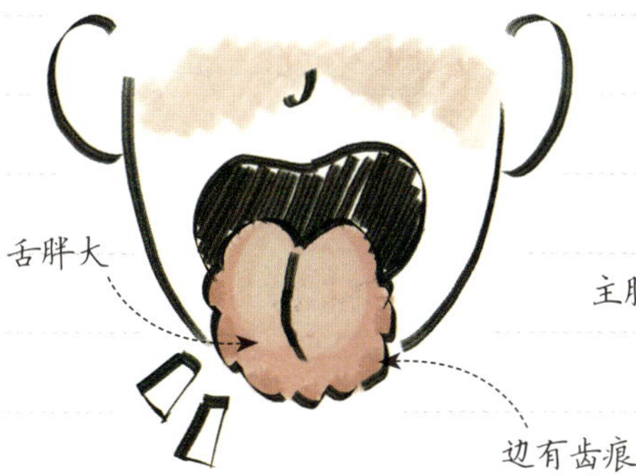

齿痕舌

主脾虚或水湿内停

望舌态

	特征	意义
强硬舌	舌质红而强硬	气血虚衰，舌体失养
震颤舌	舌体不停颤动	多见于中风先兆
痿软舌	舌体软弱，无力伸缩，痿废不用	多为肝病。舌质淡白而颤动者为血虚，舌红绛而颤动者为热极生风
歪斜舌	舌体不正，伸舌时偏斜于一侧	多为中风或中风先兆
短缩舌	舌体紧缩不能伸长，甚则不能抵齿	舌红绛而短缩，属热盛伤津 舌短缩，色淡白或青紫而湿润，多属气血俱虚或寒凝筋脉 舌短缩而胖，苔滑腻，多因脾虚不运，痰浊内蕴，经气阻滞

望舌苔

望苔质

望舌苔主要是观察舌苔的薄厚、润燥、腐腻、剥落苔等的变化。

	特征	意义
薄、厚苔	薄苔：透过舌苔能见舌体	疾病初起
	厚苔：透过舌苔不见舌体	病情较重

舌苔由薄转厚，提示邪气渐盛，或表邪入里，为病进征象。

舌苔由厚转薄，提示正气胜邪，或内邪消散，为病退征象。

	特征	意义
润、燥苔	润苔：舌苔湿润适度	正常，或风寒表证、湿证初起
	滑苔：舌面水分过多，甚则伸舌欲滴	主痰饮、水湿
	燥苔：苔干燥无津	津液已伤，或津液输布障碍
	糙苔：苔干结粗糙，津液全无	多为热盛伤津之重证 糙而不干为秽浊盘踞中焦

苔的润燥程度反映体内津液的盈亏情况。

舌苔由润变燥，表示热重津伤，或津失输布。

舌苔由燥转润，主热退津复，或饮邪始化。

	特征	意义
腐、腻苔	腐苔：苔质疏松，颗粒较大，舌边、舌中厚，刮之如豆腐渣样	食积胃肠或痰浊内蕴 脓腐苔为内痈或邪毒内结 病中腐苔渐退，续生薄白苔，为病邪消散之象；腐苔脱落，不能续生新苔，为病久胃气衰败
	苔腻：苔颗粒细腻	阳气被遏，湿浊痰饮聚集

观察苔的腐腻可知阳气与内湿的程度。

苔厚腻多为湿浊、痰饮、积食。

苔白腻不燥，多为脾虚湿困，阻滞气机。

苔白腻而滑，为痰浊、寒湿内阻。

苔黏腻而厚，口中发甜，为脾胃湿热，邪聚上泛。

苔黄腻而厚，为痰热、湿热、暑热内蕴，腑气不畅。

	特征	意义
剥（落）苔	舌红苔剥	血虚或气血两虚
	镜面舌色绛	胃阴枯竭，属阴虚重证
	舌面光洁如镜，甚则无血色	营血大虚，阳气虚衰，病重难治
	部分剥落，未剥处仍有腻苔	正气亏虚，痰浊未化，病情复杂

舌苔从全到剥，是胃之气阴不足，正气渐衰的表现。

舌苔剥脱后复生薄白苔，为邪去正胜，胃气渐复之佳兆。

	特征	意义
偏、全苔	舌苔偏于舌尖部	邪气入里未深，而胃气已先伤
	舌苔偏于舌根部	外邪虽退，但胃滞依然
	舌苔仅见于舌中	常为痰饮、食浊停滞中焦
	舌苔偏于左或右	提示肝胆湿热类疾患

病中见全苔，常主邪气散漫，多为湿痰中阻之征。

舌苔偏于某处，常提示该处所候脏腑邪气停聚。

	特征	意义
真、假苔	真苔：舌苔坚实，紧贴于舌面，似从里生	有胃气，预后较好
	假苔：舌苔不实，刮之即去	胃气已衰，预后不良

望真、假苔可辨别疾病的轻重与预后。

望苔质

	特征	意义
白苔	苔薄白而干	外感风热或凉燥之邪
	苔薄白而滑	外感寒湿或脾肾阳虚、水湿内停
	苔白厚腻	湿浊内停，或为痰饮、食积
	积粉苔（苔白如积粉，不燥）	主热证，常见于瘟疫或内痈 秽浊湿邪与热毒相结而成
	苔白燥裂，粗糙	燥热伤津，阴液亏损

薄白苔为正常舌苔，亦主表证、寒证。

	特征	意义
黄苔	苔薄淡黄而润滑	寒湿、痰饮聚久化热，或气血亏虚，复感湿热之邪
	苔黄而干燥，颗粒粗大 苔黄而干涩，中有裂纹 黑黄相兼而干焦	邪热伤津，燥结腑实
	苔黄腻	湿热或痰饮内蕴，或食积化腐

舌苔由白转黄，为外感表证化热入里、表里相兼阶段。

舌尖苔黄为热在上焦。

舌中苔黄为热在肠胃。

舌根苔黄为热在下焦。

	特征	意义
灰黑苔	舌边舌尖白腻苔，舌中舌根灰黑苔，舌面湿润	阳虚寒湿内盛，或痰饮内停
	舌边舌尖黄腻苔，舌中灰黑苔	湿热内蕴，日久不化
	苔焦黑干燥，舌干裂起刺	热极津枯之证
	苔黑褐色或如有霉斑	胃肠湿浊宿食，积久化热，熏蒸秽浊上泛舌面所致；亦可见于湿热夹痰的病证

灰黑苔主阴寒内盛，或里热炽盛等。

无论寒热，均属重证。黑色越深，病情越重。

苔质的润燥是辨别灰黑苔寒热属性的重要指征。

寒湿病现灰黑苔，多由白苔转化而成，舌苔灰黑必湿润多津。

热性病现灰黑苔，多由黄苔转变而成，舌苔灰黑必干燥无津。

望舌下络脉

舌下络脉短而细，周围小络脉不明显，舌色偏淡。

→属气血不足，脉络不充。

舌下络脉粗胀、分叉，或呈青紫、绛紫、紫黑色。

→血瘀。原因：气滞、寒凝、热郁、痰湿、气虚、阳虚。

第四节 望小儿食指络脉

病理小儿食指络脉

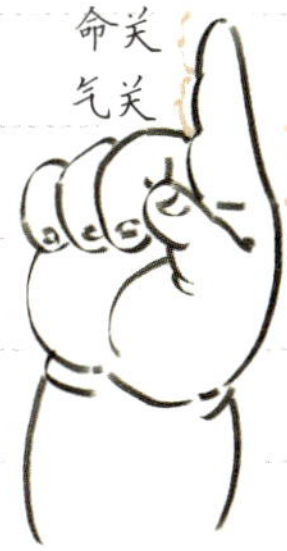

三关测轻重

指纹显于风关：邪气入络，邪浅病轻，可见于外感初起。

指纹达于气关：邪气入经，邪深病重。

指纹达于命关：邪入脏腑，病情严重。

指纹直达指端：称为“透关射甲”，提示病情凶险，预后不良。

浮沉分表里

指纹浮而显露：病邪在表，多见于外感表证。

指纹沉隐不显：病邪在里，多见于内伤里证。

淡滞定虚实

指纹浅淡而纤细：多属虚证，因气血不足，脉络不充所致。

指纹浓滞而增粗：多属实证，因邪正相争，气血壅滞所致。

红紫辨寒热

指纹色鲜红：外感表证。

指纹色紫红：里热证。

指纹色青：主疼痛、惊风。

指纹色紫黑：血络郁闭，病属重危。

色浅淡：多属虚证

色深暗：多属实证。

第五节 望排出物

色淡质稀，多属虚证、寒证。
色深质稠，多属实证、热证。

望痰涎

望痰

痰：由肺和气道排出的黏液。

痰黄黏稠	热痰	热邪煎熬津液而成
痰白而清稀或有灰黑点	寒痰	寒伤阳气，湿聚为痰
痰少而黏，难以咳出	燥痰	秋燥伤肺所致
痰白滑量多，易咳出	湿痰	脾虚水湿不化，聚而成痰
痰中带血	热伤肺络	多见于阴虚火旺者
咳吐脓血腥臭痰	肺痈	热邪犯肺，热毒久蓄

望涕

涕：鼻腔分泌物。 肺之液

鼻塞流清涕 → 风寒表证

鼻反复阵发性流清涕，量多，伴鼻痒，喷嚏频作

→ 鼻鼽 肺气虚，卫表不固

久流浊涕，质稠量多，气腥臭

→ 鼻渊（鼻窦炎） 多因湿热蕴阻

望涎唾

涎：从口腔流出的清稀黏液。 脾之液

唾：从口腔吐出的带泡沫的黏液。 肾之液

口流清涎量多　　多见于脾肾虚寒

吐黏涎　　多见于脾胃湿热

睡中流涎　　胃中有热或宿食内停、痰热内蕴

时时吐唾　　胃中虚冷，或有湿滞，或有宿食

望呕吐物

呕吐物清稀无臭　　寒呕　脾肾阳衰或寒邪犯胃

呕吐物秽浊酸臭　　热呕　邪热犯胃，或肝经郁火致胃热上逆

呕吐物酸腐，夹杂未消化食物　　伤食　暴饮暴食，食积不化

呕吐未消化食物而无酸腐味　　气滞　肝郁犯胃所致

呕吐清水痰涎，口干不饮，胸闷　　脾失健运，胃内停饮

呕吐黄绿苦水　　肝气横逆犯胃，热迫胆汁上溢

呕吐鲜血或血紫暗有块，夹杂食物残渣

胃有积热或肝火犯胃，或素有瘀血，血不归经

呕吐物脓血混杂，多为胃痈（胃溃疡）

第二章 闻 诊

主要内容：

1.听声音

2.嗅气味

声音和气味的变化能反映脏腑的生理和病理变化，通过闻诊，可推断正气盛衰和判断疾病。

第一节 听声音

根据声音的大小、高低、清浊，可区别寒热虚实。

听发声

通过声音变化可判断正气的盛衰、邪气的性质及病情的轻重。

语声重浊：外感风寒，或湿浊阻滞，肺气不利，鼻窍不通。

语声低微：宗气大虚。

喑哑与失音

肺
- 金实不鸣：外感风寒或风热袭肺，或痰浊阻肺，肺失清肃，邪闭清窍
- 金破不鸣：阴虚火旺，肺肾精气内伤

听语言

语言的异常主要是心神的病变。

谵语（高）——实证、热证

神识不清，语无伦次，声高有力。

→ 多由邪热内扰神明所致。

郑声（低）——虚证

神识不清，语言重复，时断时续，语声低弱模糊。

→ 多因久病脏气衰竭，心神散乱所致。见于疾病的晚期、危重阶段。

独语——阴证

自言自语，喃喃不休，见人语止，首尾不续。

→ 多因心气不足，神失所养，或气郁痰阻，蒙蔽心神所致。

错语

神识清楚而语言时有错乱，说后自知言错。

虚证：心气不足，神失所养，多见于久病体虚或老年脏气衰微者。

实证：痰浊、瘀血、气郁等阻碍心神。

狂言 —— 阳证、实证

精神错乱，语无伦次，狂躁妄言。

→ 多因情志不遂，气郁化火，痰火互结，内扰神明所致。

语謇 —— 中风先兆或中风后遗症

神志清楚，思维正常，但语言不流利，或吐字不清。

→ 病中语言謇涩，常与舌强并见者，多因风痰阻络所致。

听呼吸

有病而呼吸正常，形病气未病；呼吸异常，形气俱病。

呼吸气粗，多属实证；呼吸气微，多属虚证。

喘 呼吸困难、急迫，张口抬肩，鼻翼扇动，难以平卧。

→ 多与肺、肾等脏腑有关。

实喘：发作急骤，呼吸深长，声高息粗。

→ 多为风寒袭肺或痰热壅肺、痰饮停肺所致。

虚喘：发病缓慢，声低气怯，息短不续，动则喘甚。

→ 多为肺气不足，肺肾亏虚，气失摄纳所致。

哮 呼吸急促似喘，喉间有哮鸣音，常反复发作，缠绵难愈。

→ 病因：痰饮内伏，复感外邪；久居寒湿之地；过食酸、咸、生冷之物。

喘不兼哮，但哮必兼喘

短气 呼吸气急短促，不相接续，似喘而不抬肩，喉中无痰鸣音。

虚证：兼形瘦神疲、声低息微。

→ 多因体质虚弱或元气亏损所致。

实证：兼呼吸声粗，或胸部窒闷，或胸腹胀满等。

→ 多因痰饮、胃肠积滞、气滞或瘀阻所致。

少气 呼吸微弱而声低，气少不足以息，言语无力。

→ 主**诸虚劳损**，多因久病体虚或肺肾气虚所致。

鼻鼾 熟睡或昏迷时鼻喉发出的一种声响。

熟睡有鼾：慢性鼻病，或睡姿不当；老年人、体胖多痰。

昏睡、昏迷而鼾声不断：高热神昏，或中风入脏之危候。

听咳嗽

咳：有声无痰　**嗽**：有痰无声　**咳嗽**：有痰有声

咳声**重浊沉闷**	**实证**，寒痰湿浊停聚于肺
咳声**轻清低微**	**虚证**，久病耗伤肺气
咳声重浊，**痰清稀**，鼻塞	**风寒**袭肺，肺失宣降
咳声响亮，痰**黄稠难咳出**	**热证**，热邪犯肺，灼伤肺津
咳嗽痰多，**易于咳出**	**痰浊阻肺**
干咳或**痰少而黏**，不易咳出	**燥邪犯肺**或阴虚肺燥
咳呈**阵发**，连续不断，咳止时常有**鸡鸣样回声**	**百日咳**。风邪与痰热搏结所致，常见于小儿
咳声**如犬吠**，声音嘶哑、吸气困难，喉中有**白膜**	**白喉**。时行疫毒攻喉所致

听呕吐

吐势徐缓，声微弱，吐物清稀	虚寒证。常因脾胃阳虚，脾失健运，胃失和降
吐势较猛，声音壮厉，呕吐出黏稠黄水，或酸或苦	实热证。常因邪热犯胃，胃失和降，胃气上逆
呕吐酸腐味食物	伤食
朝食暮吐、暮食朝吐	脾胃阳虚证
口干欲饮，饮后则吐	饮邪停胃，胃气上逆

听呃逆

呃声高亢而短，其声有力 → 实证

呃声低沉，声弱无力 → 虚证

新病呃逆，其声有力 → 寒邪或热邪客胃

久病、重病呃逆声低无力 → 胃气衰败之危候

突发呃逆，时间短暂，无其他病史者，可不治自愈。

听嗳气

嗳气酸腐，兼脘腹胀满 → 实证，宿食内停

嗳气频作而响亮，嗳后脘腹胀减，嗳气发作因情志变化而增减 → 实证，肝气犯胃

嗳气兼脘腹冷痛，得温症减 → 寒邪犯胃，或胃阳亏虚

嗳声低沉断续，兼见食少纳呆 → 脾胃虚弱，属虚证

呃逆与嗳气的区别：呃逆声短而频，嗳气声长而缓。

听太息

长吁或短叹，多是情志不遂，肝气郁结的表现。

听喷嚏

新病打喷嚏，兼恶寒发热、鼻塞流清涕

→ 表寒证 外感风寒，鼻窍不利

季节变化时反复打喷嚏，鼻痒，流清涕

→ 气虚、阳虚之体受风邪袭扰

应注意喷嚏的次数及有无兼症。偶发喷嚏，不属病态。

听肠鸣

	症状	意义
肠鸣增多	得温得食则减，饥寒则重	中气不足，胃肠虚寒
	肠鸣高亢频急，泄泻	风寒湿邪致胃肠气机紊乱
	伴腹痛、腹泻，或呕吐	饮食不洁
	腹痛欲泻、泻后痛减、胸胁满闷不舒	肝脾不调
肠鸣稀少	肠鸣减少	实热蕴结肠胃、肝脾不调、脾肺气虚、阴寒凝滞
	肠鸣消失，脘腹胀满疼痛拒按	肠道气滞不通之重证

第二节 嗅气味

气味腐臭，多属实热

气味偏淡或腥臭，多属虚寒

嗅病体之气

	症状	意义
口气	口中散发臭气	龋齿、消化不良、胃热
	酸臭	胃肠积滞
	腐臭	内有疮疡溃脓
	臭秽难闻，牙龈腐烂	牙疳
汗气	汗气腥膻	风湿热邪久蕴皮肤
	汗气臭秽	瘟疫或暑热火毒炽盛
	腋下随汗有阵阵膻臊味	狐臭。湿热郁蒸
痰涕	痰黄稠，气腥	肺热壅盛
	吐脓血、腥臭痰	肺痈。痰热壅肺，血腐化脓
	痰清稀量多，无异味	寒饮停肺
	鼻流清涕，无异味	外感风寒表证
	浊涕腥秽，状如鱼脑	鼻渊（鼻窦炎）
	流清涕，无异味	风寒表证或鼻塞不通
呕吐物	吐物清稀无气味	胃寒
	吐物酸臭秽浊	胃热
	吐未消化食物，味酸腐	食积
	吐脓血而腥臭	内有溃疡

	症状	意义
排泄物	大便酸臭难闻	肠有郁热
	大便溏泄而腥	脾胃虚寒
	大便臭如败卵，矢气酸臭	宿食停滞
	小便腥臭，黄赤浑浊	膀胱湿热
	经血臭秽	热证
	经血气腥	寒证
	带下臭秽而黄稠	湿热
	带下腥臭而清稀	寒湿

带下奇臭兼见颜色异常者，需进一步检查是否为癌。

嗅病室之气

病室中的患者散发出来的气味，一般都是危重之象。

	症状	意义
病室之气	臭气触人	瘟疫
	血腥味	失血证
	烂苹果味	消渴病病情危重
	尸臭味	脏腑衰败，病情危重
	腐臭味	溃腐疮疡
	尿骚味	水肿病晚期

第三章 问 诊

主要内容：

1.问诊的内容

2.问现在症

通过直接进行语言交流，可收集患者的既往病史，了解疾病的发生、发展、变化过程，能够为疾病的早期诊断和治疗提供依据。

第一节　问诊的内容

问一般情况

问年龄

水痘、麻疹、顿咳等病多见于小儿。

胸痹、中风等多见于中老年人。

青壮年：气血充盛，抗病能力强，患病多属实证。

老年人：气血已衰，抗病能力弱，患病虚证居多。

问性别

妇女：如有无月经、带下、妊娠、产育等方面的疾病。

男子：有无遗精、阳痿等疾病。

问主诉

主诉：患者感受到的最主要的痛苦或最明显的症状或（和）体征。

如　“发热，咳嗽 3 天”　“关节游走性疼痛 6 个月”。

问个人生活史

包括饮食起居、精神情志、婚姻生育、生活经历等。

饮食起居：偏嗜肥甘，多病痰湿。

贪食生冷，易患寒证。

偏食辛辣，易患热证。

好逸恶劳，易生痰湿、瘀血。

劳倦过度，易患诸虚劳损。

起居失常，喜饮酒，易患胃病、肝病。

精神情志：平素性格内向，或忧思恼怒者，易患郁证。

病起于情志刺激，多出现肝气郁结、肝郁化火等证候。

婚姻生育：女性患者，要记录其经、带、胎、产的情况。

男性患者，应询问是否患过影响生育的疾病。

生活经历：包括出生地、居住地及经历地。

问病史

现病史

包括起病情况、病情演变、诊疗过程、现在症状。

既往史

1. 既往健康状况，曾患过何种主要疾病。
2. 诊治的主要情况，现在是否痊愈，或留有何种后遗症。
3. 是否患过传染病。
4. 有无药物或其他过敏史。
5. 对小儿还应注意询问既往预防接种情况。

家族病史

直系亲属或者近亲有无传染性疾病或遗传性疾病。

第二节 问现在症

问寒热

可辨别病变性质和阴阳盛衰。

恶寒发热 主要见于表证

恶寒与发热并见	外感表证，外感病初期
恶寒重，发热轻	外感风寒的表寒证
发热重，恶寒轻	外感风热的表热证
发热轻而恶风	外感风邪

恶寒和恶风皆属恶寒，只是轻重程度不同。

但寒不热 主要见于里寒证

新病恶寒，伴局部冷痛剧烈，或四肢不温、吐泄	里实寒证，寒邪直中脏腑、经络
久病畏寒，得温可缓，常兼面白，舌淡胖嫩	里虚寒证，阳气虚衰，形体失于温煦

但热不寒 主要见于阳盛或阴虚的里热证

壮热：体温超39℃持续不退，不恶寒反恶热，面赤汗多，口渴喜冷饮，舌红苔黄 → 里实热证

潮热：发热像潮汐一样有规律。

- 阴虚潮热（午后或夜间发热）→ 阴虚火旺
- 阳明潮热（午后发热明显）→ 肠胃燥热内结
- 湿温潮热（扪之稍久才觉烫手）→ 湿邪内伏

微热：38℃以下 温病后期和某些内伤杂病。

- 阴虚发热：长期低热，兼颧红、五心烦热
- 气虚发热：长期微热，烦劳则甚，少气自汗，倦怠乏力
- 气郁发热：常因情志不舒而时有发热，兼胸闷、烦躁易怒
- 小儿夏季热：兼烦躁、口渴、无汗、多尿，秋凉自愈 → 气阴两虚

寒热往来 怕冷时不发热，发热时不怕冷，属半表半里证。

- 寒热往来无规律 → 正邪相当，正胜则发热，邪胜则恶寒
- 寒热往来有规律：寒战与高热规律性交替发作，伴头痛剧烈、口渴、多汗、汗出热退、持续反复 → 常见于疟疾

问汗

可鉴别疾病的表里寒热虚实。

有汗无汗

- 表证无汗，兼见恶寒重、发热轻 → 风寒表证
- 里证无汗，兼见口不甚渴、舌绛而干 → 阴津亏虚
- 表证有汗，兼见发热恶寒、咽痛鼻塞 → 风热表证
- 里证有汗，兼见发热面赤、口渴饮冷 → 里热证

特殊出汗

- 自汗：白天汗出不止，动则更甚 → 气虚证、阳虚证
- 盗汗：入睡则汗出，醒后汗自止 → 阴虚内热证
- 战汗：先全身战栗抖动而后出汗 → 病情处在转折关头
- 黄汗：汗黄沾衣，多见于腋窝部 → 风湿热邪交蒸
- 绝汗：病势严重时患者大汗不止 → 亡阴或亡阳，属危证

若汗出后热势减退，全身清凉，为病情向好。

汗出后热势不减且患者感到烦躁不安，为病情向危。

局部汗出

- 头部出汗 → 湿热交蒸
- 手足心出汗 → 脾胃虚弱或脾胃湿热内阻
- 胸窝部出汗 → 心气虚弱或心血不足
- 上半身出汗 → 阳气虚
- 下半身出汗 → 阴虚内热或阴阳两虚
- 汗出在左（右）半身 → 中风半身不遂（无汗一侧瘫痪）

问疼痛

问疼痛的性质　有助于辨析疼痛的病因病机。

新痛为实，久痛为虚　　拒按为实，喜按为虚

胀痛　疼痛部位不固定，常因情绪波动而加剧。

- 胸胁、脘腹胀痛，嗳气、矢气后减轻 → 气滞
- 头目胀痛 → 肝火上炎或肝阳上亢

刺痛　胸胁、脘腹疼痛拒按 → 瘀血阻滞，血行不畅

冷痛　疼痛伴冷感而喜暖。常出现在腰脊、脘腹、四肢关节。

- 寒邪阻络，收引凝滞所致 → 实寒证
- 阳气不足，脏腑经脉失于温煦而致 → 虚寒证

灼痛　喜凉恶热。常见于胃脘、胸胁、咽喉、关节。

- 因火热之邪流窜经络所致 → 实热证
- 因阴虚火旺，虚火灼络所致 → 虚热证

酸痛 常见于四肢、项背、腰膝等部位。

→ 湿邪侵袭，气血不畅所致，或肾虚骨髓失养

重痛 疼痛伴有身体沉重感。常见于头部、四肢、腰部及全身。

→ 湿邪阻困气机

绞痛 疼痛剧烈如刀绞 → 有形实邪阻闭气机，或寒凝气滞

寒邪引起的疼痛一般较重，如胃脘绞痛

空痛 疼痛伴有空虚感。常见于头部或小腹部。

→ 气血亏虚，阴精不足，组织器官失于荣养

隐痛 痛的程度较轻微，能忍耐，但绵绵不休。

→ 阳气亏虚，或气血不足，经脉气血运行滞涩

> 气滞3种痛：胀痛、走窜痛、绞痛
>
> 瘀血3种痛：刺痛、固定痛、绞痛
>
> 湿邪2种痛：重痛、酸痛（风湿）

问疼痛的部位 可判断疾病的位置及相应经络脏腑的变化情况。

头痛
- 起病急而头痛剧烈 → 风、寒、暑、湿、火以及痰浊、瘀血阻滞或上扰清阳，多为实证
- 病程较长，头痛较轻 → 气血阴阳亏虚，不能上荣于头，脑窍空虚所致，多为虚证

> 前额痛——病在阳明经　　后头痛——病在太阳经
>
> 两侧头痛——病在少阳经　　头顶痛——病在厥阴经

胸痛

- 左胸心前区憋闷作痛，时痛时止，常放射至左肩、臂内侧。
  → 胸痹　心阳不振、痰浊阻滞
- 胸背彻痛如针刺刀绞，面色青灰，手足青冷，冷汗淋漓。
  → 心脉急闭，病情危急
- 胸痛，咳喘气粗，壮热面赤。→ 热邪壅肺，肺络不利
- 胸痛伴潮热、盗汗、颧红、痰中带血。
  → 肺阴亏虚，虚火灼络
- 胸痛伴高热、喘促鼻扇、咳吐铁锈色痰。
  → 热邪或痰热壅肺

> 胸痛多为心肺病变，由胸部气机不畅所致

胁痛

- 胁肋胀痛或窜痛，情志抑郁或易怒，胸闷，善太息。
  → 肝郁气滞
- 胁肋胀痛，纳呆，厌食油腻，身目发黄，舌红苔黄腻。
  → 肝胆湿热
- 胁肋灼痛，头晕胀痛，面红目赤口苦，烦躁易怒，舌红苔黄。
  → 肝胆火盛
- 胁肋刺痛，触及肿块，固定拒按，夜间痛甚，舌紫暗。
  → 肝血瘀阻
- 胁间饱满胀痛，咳唾痛剧。→ 饮停胸胁

> 胁痛多与肝胆病变有关。

脘痛

- 进食后疼痛加剧 → 实证，寒、热、气滞、瘀血、食积
- 进食后疼痛缓解 → 虚证，胃阴虚或胃阳不足
- 灼热疼痛，消谷善饥 → 胃火炽盛
- 遇冷痛剧，得热痛减 → 寒邪犯胃
- 胀痛嗳气、郁怒则痛甚 → 胃腑气滞
- 疼痛无规律、无休止，且明显消瘦　考虑胃癌可能!!

脘痛多与胃腑病变有关

腹痛

- 疼痛剧烈而拒按 → 实证
- 疼痛较缓而喜按 → 虚证
- 小腹胀痛，小便频急涩痛 → 膀胱湿热
- 小腹胀痛或刺痛，随月经周期而发 → 胞宫气滞血瘀
- 小腹冷痛拘急 → 寒凝经脉
- 痛而欲泻，泻后痛减 → 肠道气滞

腰痛

- 两侧为主，隐痛，动则加剧 → 肾虚
- 腰部冷痛沉重，阴雨天加重 → 寒湿侵袭
- 腰脊疼痛连及下肢，呈放射性，腿抬高受限 → 经络阻滞，常见于坐骨神经痛
- 突然剧痛，向少腹放射，尿血 → 结石阻滞

（寒湿侵袭、经络阻滞、结石阻滞：实证）

腰痛常见于肾脏及其周围组织的病变

背痛

- 背痛连及项部 → 寒邪侵袭太阳经
- 肩背作痛 → 寒湿阻滞，经气不利
- 脊痛不能俯仰 → 寒湿阻滞或督脉损伤

问头身胸腹不适

	伴随症状	意义
头晕	胀痛，口苦，易怒	肝火上炎，肝阳上亢
	面白，神疲乏力，舌淡	气血亏虚
	头重，痰多，苔腻	痰湿内阻，清阳不升
	耳鸣，腰酸，遗精	肾虚精亏，髓海失养
	外伤后出现头晕刺痛	瘀血阻滞脑络

	伴随症状	意义
胸闷	心悸气短	心气不足或心阳不足
	咳喘痰多	痰饮停肺
	壮热，鼻翼翕动	热邪或痰热壅肺
	气喘，畏寒肢冷	寒邪客肺
	气喘，少气	肺气虚或肾气虚

	伴随症状	意义
心悸	气短，乏力，自汗	心气、心阳亏虚
	面白唇淡，头晕气短	气血两虚，心神失养
	颧红，盗汗	心阴不足，心神失养
	时作时止，胸闷，痰多喘促	胆郁痰扰
	下肢或面部浮肿，喘促	阳虚水泛，水气凌心
	喘息，胸痛不移，舌紫暗	心脉痹阻，血行不畅

心悸
- 惊悸　因惊恐而致心悸易惊、恐惧不安
- 怔忡　无明显外界诱因而心跳剧烈，劳累即发

（惊悸 → 怔忡：进一步发展）

	伴随症状	意义
胁胀	太息易怒，脉弦	肝气郁结
	身目发黄，口苦，苔黄腻	肝胆湿热

	伴随症状	意义
脘痞	嗳腐吞酸	食积胃脘
	食少，便溏	脾胃气虚
	饥不欲食，干呕	胃阴亏虚
	纳呆呕恶，苔腻	湿邪困脾
	胃脘有振水声	饮邪停胃

	伴随症状	意义
腹胀	冷痛，呕吐清水	脾胃阳虚
	身热面赤，便秘，硬痛拒按	热结阳明的阳明腑实证
	食欲不振，嗳腐吞酸	食积胃肠
	嗳气太息，遇情志不舒加重	肝气犯胃
	呃逆呕吐，按之有水声	饮留胃肠

	伴随症状	意义
身重	脘闷苔腻	湿困脾阳，阻滞经络
	浮肿	水湿泛溢肌肤
	嗜卧，疲乏	脾气虚，精微不能布达四肢
	热病后期见身重乏力	邪热耗伤气阴，形体失养

身痒　多由风邪侵表、血虚风燥、湿热浸淫所致。多见于风疹、瘾疹、疮疥、黄疸等。

	伴随症状	意义
麻木	颜面麻木，仅伴有口眼㖞斜	风邪中络（中风）
	四肢麻木，活动正常，关节痛	痰湿阻滞（痹病）
	四肢麻木，痿废不用	脾胃虚弱（痿病）
	半身麻木，活动自如	中风先兆

拘挛　多因寒邪凝滞或气血虚亏，筋脉失养所致。

	伴随症状	意义
乏力	神疲气短，倦怠懒言，动则益甚	气虚
	头晕，心悸气短，伴面色无华	气血亏虚
	身重，困倦，或伴纳呆脘痞	湿困
	面色萎黄，便溏，食少腹胀	脾虚湿盛

问耳目　可了解肝、胆、肾、三焦及其他脏腑的病变。

问耳

	伴随症状	意义
耳鸣	突发耳鸣，声大如雷，按之尤甚	实证，肝胆火扰、肝阳上亢，或痰火壅结、风邪上袭
	渐起耳鸣，声细如蝉，按之可减	虚证，肾精亏虚或脾气亏虚，或肝阴、肝血不足，耳窍失养
重听	日久渐成	虚证，肾之精气亏虚，耳窍失荣
耳聋	骤发重听、耳聋	实证，肝胆火扰或风邪上袭耳窍

问目

	伴随症状	意义
目痛	剧痛难忍，面红目赤	肝火上炎
	目赤肿痛，羞明多眵	风热上袭
	微痛微赤，时痛时止而干涩	阴虚火旺
	剧痛连及头痛，恶心呕吐，瞳孔散大如云雾状，色青或绿或黄	青光眼
目痒	两目痒甚如虫行，伴有畏光流泪、灼热	实证，肝火或风热上袭
	目微痒而势缓	虚证，血虚，目失濡养
目眩	头晕头胀，面赤耳鸣，腰膝酸软	多属虚证 肝肾阴虚，肝阳上亢
	头晕胸闷，体倦肢麻，恶心，苔腻	多属实证 湿痰内蕴，清阳不升
雀目	一到黄昏视力明显减退，如雀之盲	肝肾亏虚，目失所养

问睡眠

可了解人体卫气循行和阴阳盛衰情况。

	伴随症状	意义
失眠	心烦多梦，潮热盗汗，腰膝酸软	心肾不交
	睡后易醒，心悸，纳少乏力	心脾两虚
	易惊醒，眩晕胸闷，口苦恶心	胆郁痰扰
	夜卧不安，腹胀，嗳气	食滞内停

	伴随症状	意义
嗜睡	头目昏沉，胸闷脘痞，肢体困重	痰湿困脾
	饭后嗜睡，食少纳呆，少气乏力	脾气虚，气血乏源
	疲惫易睡，神识朦胧，肢冷脉微	心肾阳虚
	昏睡谵语，身热夜甚，或发斑疹	温病热入营血，邪陷心包，蒙蔽心神
	大病之后神疲嗜睡	正气未复

问饮食口味

问口渴与饮水　津伤轻者口渴亦轻，津伤重者口渴亦重。

	症状	意义
口不渴 津液未伤	无明显口渴感，饮水也不多	见于寒证，或无明显热邪之证
口渴多饮 津液损伤	口渴咽干，鼻干唇燥，发于秋季	燥邪伤津
	口大渴喜冷饮，兼见高热面赤、汗出心烦、小便黄短	实热证
	口渴多饮，甚或饮一溲一，小便量多，多食易饥，身体消瘦	消渴
渴不多饮 轻度伤津或津液输布障碍	口干微渴，恶寒发热，咽痛	风热表证
	口渴不多饮，身热夜甚，心烦不寐	营分证
	口干不欲饮，五心烦热，颧红盗汗	阴虚证
	口渴不多饮，身热不扬，头身困重	湿热证
	口渴喜热饮，饮入不多或水入即吐	痰饮病
	口干欲漱水不欲咽，舌质青紫	血瘀证

问食欲与食量　可了解脾胃功能的盛衰及疾病的预后转归。

	症状	意义
食欲减退 脾胃亏虚 湿邪困阻	纳呆食少，形体消瘦，面色淡白或萎黄，腹胀便溏，疲倦乏力	脾胃气虚
	纳呆腹胀，胸闷恶心，呕吐泄泻，头身困重	湿邪困脾
	不欲饮食，寒热往来，胸胁苦满，口苦咽干，目眩	少阳病
厌食 食滞、湿困脾胃	厌食腹胀，脘闷欲呕，嗳腐食臭	食滞胃脘
	厌油腻，脘闷腹胀，泛恶欲呕，便溏不爽，肢体困重	湿热蕴脾
	厌油腻，身目发黄，胁肋胀痛，口苦咽干	肝胆湿热
	女子妊娠早期，厌食恶心严重，呕吐频繁	妊娠恶阻
消谷善饥 胃热炽盛 腐熟太过	消谷善饥，多饮多尿，身体消瘦	消渴
	多食易饥，兼见大便溏泄	胃强脾弱
饥不欲食	饥不欲食或进食不多，胃脘部嘈杂，嗳气，干呕，呃逆，咽干口燥	胃阴虚证
胃脘嘈杂	似饥非饥，似痛非痛，热辣不宁，情绪抑郁，胸胁胀满，嗳腐吞酸	肝气不舒，横逆犯胃
偏嗜食物	小儿偏嗜生米、泥土，腹胀腹痛，面色萎黄	虫积
	妇女妊娠期间，偏嗜酸辣食物	生理现象

病中食欲逐渐减退，日渐消瘦，为脾胃功能渐衰，疾病加重。

久病食欲好转，精神转好，表示胃气渐复，预后较好。

久病重病毫无食欲，突然食量大增，是假神表现，胃气将绝。

问口味　肝热口酸，心热口苦，脾热口甘，肺热口辛，肾热口咸。

口淡 —— 脾胃虚弱，或寒湿内阻

口甜 —— 脾胃湿热

口咸 —— 肾虚或寒证

口酸 —— 肝胃郁热，或伤食证

口涩 —— 燥热伤津，或脏腑热盛

口苦 —— 实热证，多见于心、肝、胆火旺者

口黏腻 —— 湿困脾胃

问二便

问大便

便次异常

	伴随症状	意义
泄泻	新病暴泻，泻下清稀如水，肠鸣腹痛，或伴恶寒发热	寒湿泄泻
	泄泻腹痛，泻而不爽，粪色黄褐臭秽，肛门灼热，小便短黄	湿热泄泻
	脘闷纳呆，腹痛泄泻，泻下臭秽，泻后痛减，或大便中有未消化之物	伤食
	纳少腹胀，大便溏泄，脘腹隐痛喜按，面色萎黄，消瘦神疲	脾虚
	黎明前腹痛作泻，腰膝酸冷，形寒肢冷	脾肾阳虚

泄泻
- 实证 —— 寒湿、湿热、食积
- 虚证 —— 脾虚，或肾阳虚，命门火衰

	伴随症状	意义
便秘	腹胀痛拒按，口渴喜饮，舌苔黄燥	邪热结聚，大肠津伤
	口燥咽干，舌红少苔	阴虚内热，肠中津亏
	面色无华，少气乏力，头晕目眩	气血不足，血虚失润
	面色苍白，手足不温，舌淡	阳气虚衰或阴寒内盛

便秘
- 实证 —— 热邪内结，或寒邪凝滞大肠
- 虚证 —— 阴血、津液亏虚，肠道失润，或气虚、阳虚，肠道传导无力

便色异常（可以了解病性的寒热）

	伴随症状	意义
便秘	大便黄褐如糜而臭，兼发热、腹痛腹胀、口渴	大肠湿热
	便色灰白如陶土，溏结不调	肝胆疏泄失职（黄疸）
	大便中有黏冻、脓血，或伴有黏液（下利赤白）	湿热阻困肠道（痢疾）

肠癌患者，也可见大便脓血，需注意。

便质异常（可以了解病性的寒热）

	伴随症状	意义
完谷不化 脾肾阳虚或伤食	纳差，腹痛喜温喜按，面白神疲，或腰膝酸冷	脾肾阳虚
	暴饮暴食，大便完谷不化，腹胀腹痛，泻下臭秽	饮食停滞，胃腑失和

	伴随症状	意义
溏结不调 肝郁或脾虚	平素大便时干时稀	肝郁乘脾
	大便先硬而后溏	脾虚运化失职，大肠传导不畅

	伴随症状	意义
便血 胃肠血络受伤	远血：先便后血，血暗红或紫黑	脾虚不能摄血
	近血：大便带血，色鲜红，附于粪便表面，或排便前后点滴而出	大肠湿热或风燥

排便感异常

	伴随症状	意义
肛门灼热	排便时自觉肛门周围灼热不适	大肠湿热
里急后重	腹痛窘迫，时时欲泻，肛门重坠，便出不爽	湿热内阻，肠道气滞（痢疾）
排便不爽 大肠气机阻滞	腹痛欲便，排便不爽，抑郁易怒	肝郁乘脾，大肠气滞
	排便不爽，腹痛泄泻，黄褐臭秽，肛门灼热，或伴里急后重	大肠湿热，肠道气机受阻
	腹胀腹泻，夹有未消化食物，酸臭难闻	食滞内停，大肠气机不通
滑泄失禁 脾肾阳虚	滑泄不止，腹痛喜温喜按，形瘦纳少，倦怠乏力	脾阳虚
	滑泄失禁，腰膝冷痛，或为五更泻	肾阳虚

	伴随症状	意义
肛门重坠 脾虚气陷 大肠湿热	甚或脱肛，头晕乏力，面色少华	脾虚气陷
	腹痛窘急，时时欲泻，大便黄褐臭秽，或见脓血便	大肠湿热，气机郁滞

问小便

尿量尿次异常　（健康成人一般日间排尿3~5次，夜间排尿1次或无，每昼夜排尿量1000~1800ml）

	伴随症状	意义
尿量增多	小便清长量多，形寒肢冷	虚寒证，水液不渗
	小便量多，多饮多食而身体消瘦	消渴病，肾阴亏虚
尿量减少	高热口渴，小便短少	实热证，热盛伤津
	尿少而肌肤浮肿	脾肺肾功能失调
小便频数	小便短赤，频数急迫	湿热蕴结下焦
	小便澄清，频数失禁	肾气不固，膀胱失约
	夜尿增多，小便清长	肾阳亏虚，开合失度
癃闭	癃：小便不畅，点滴而出 闭：小便不通，点滴不出	湿热蕴结，或瘀血、结石阻塞——实证 年老气虚，肾阳不足，膀胱气化不利——虚证

尿色、质异常

	伴随症状	意义
小便清长	小便色清量多	寒证，寒盛、阳虚
小便短黄	小便色黄而少	热证，热盛伤津
尿中带血	尿血鲜红，小便黄赤，心烦口渴	热伤膀胱血络，或心火亢盛下移小肠
	尿血日久，兼见面色不华、少气懒言，或见皮肤紫斑	脾不统血
小便浑浊	如膏脂，或尿时疼痛	膏淋，湿热下注膀胱
	如米泔，小腹坠胀，面色淡白，神疲乏力，劳则尤甚	中气下陷
尿有砂石	兼见小便短疼，或有尿血	石淋，湿热内蕴膀胱

排尿感异常

	伴随症状	意义
小便涩痛	尿不畅，急迫、疼痛、灼热	淋证，湿热蕴结膀胱
余沥不尽	排尿后小便点滴不尽	前列腺肥大，肾气不固
小便失禁	神志清醒时，小便不能随意控制而自遗	肾气不固，膀胱失约
遗尿	睡中经常不自主排尿	肾气不足，膀胱虚衰

问经带

月经周期异常

月经先期：月经周期提前7天以上，并连续3个月经周期。

- 深红质稠，量多 —— 血热
- 淡红质稀，气短乏力 —— 脾、肾气虚

月经后期：月经周期延后7天以上，并连续3个月经周期。

- 色淡质稀，唇淡面白 —— 血虚
- 色紫暗夹血块 —— 血瘀

先后不定：或提前或延后7天以上，并连续3个月经周期以上。

- 色紫红有血块 —— 肝气郁结
- 色淡红质稀 —— 脾肾衰虚

经量异常

月经量多（正常量在50ml左右）

- 伴月经先期、色深红，五心烦热 —— 血热
- 色淡质稀，气短乏力 —— 气虚
- 伴月经后期、色紫暗有血块 —— 血瘀

崩漏：不在经期，忽然大量出血或持续出血，淋漓不断。

- 色深红质稠势急 —— 血热妄行
- 色淡红质稀势缓 —— 气虚冲任不固
- 非时而下，时来时止，色紫暗有血块 —— 瘀血阻滞冲任

月经量少，甚至点滴即净 —— 血虚，或寒凝、血瘀、痰湿阻滞

闭经：年满18岁月经尚未来潮，或月经周期建立后又闭止3个月以上。

- 伴急躁易怒、胸胁小腹胀——肝气郁结
- 伴面色暗黑、小腹胀痛拒按——血瘀
- 伴体胖面浮、气短乏力——湿盛痰阻
- 伴潮热盗汗、皮肤干燥、消瘦——阴虚

色质异常

- 经色淡红质稀——血虚或气虚
- 经色深红质稠——血热
- 经色紫暗有块——瘀血

痛经

- 经前或经期小腹胀痛或刺痛拒按——气滞血瘀
- 月经后期或行经后小腹隐痛、空痛——气血两虚或肾精不足
- 行经后小腹隐痛——气血亏虚
- 小腹冷痛，遇暖则缓——寒凝或阳虚

白带异常

色深，质黏稠，有臭味——实热

清稀或有腥气味——虚寒

白带	色白、量多、清稀、无臭味	脾肾阳虚，寒湿下注
	状如凝乳或豆腐渣	湿浊下注
黄带	带下色黄，质黏秽臭	湿热下注或湿毒蕴结
赤白带	带下色红、质黏稠，或赤白相间，微有臭味	情志不舒，肝郁化热

第四章 切 诊

主要内容：

1.脉诊

2.按诊

医生用手对患者某些部位进行触、摸、按压等操作，有助于了解病情，诊察疾病。

第一节　脉　诊

脉象形成原理

心脏搏动—主要动力

心脏有节律地搏动，推动血液在脉管中运行，形成脉搏。

气血运行—形成脉象的基础

气血充足，脉象和缓有力。

气血不足，则脉象细弱或虚软。

其他脏腑的影响：

肺主气，司呼吸，朝百脉。

脾胃为气血生化之源，脾统血，使血液正常循行于脉中。

肝藏血，调节脉中血液。

肾藏精，决定脏腑阴阳气血状态。

寸口诊法

寸口分布

寸口分寸、关、尺三部，以高骨（桡骨茎突）为标记。

高骨内侧部位为关

关前（腕端）为寸

关后（肘端）为尺

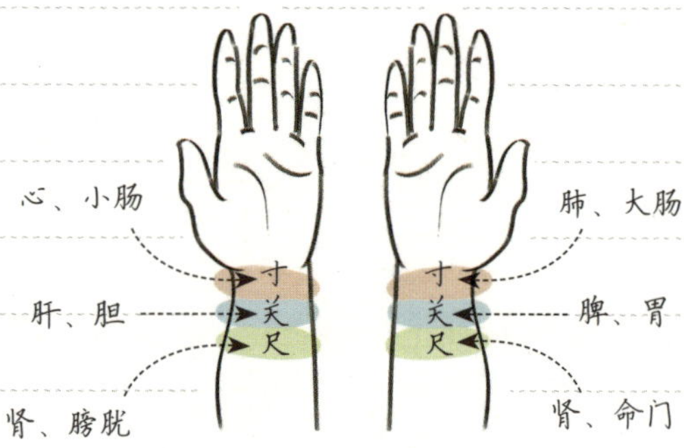

脉诊时间

清晨未起床、未进食时，机体内外环境比较稳定，脉象准确。

患者在比较安静的环境中休息片刻再进行诊脉。

脉诊体位

正坐或仰卧，前臂自然向前平展，与心脏置于同一水平。

手腕伸直，手掌向上，手指微微弯曲。

在腕关节下面垫一松软的脉枕。

选指

手指略呈弓形倾斜，与受诊者体表约呈45°，使食指、中指和无名指指目紧贴于脉搏搏动处。

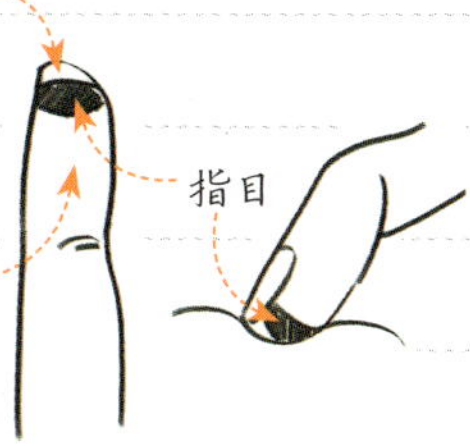

指目，即手指指尖和指腹交界棱起处。

布指

用中指按在掌后高骨内侧动脉处定关，

用食指按在关前（腕侧）定寸，

用无名指按在关后（肘侧）定尺。

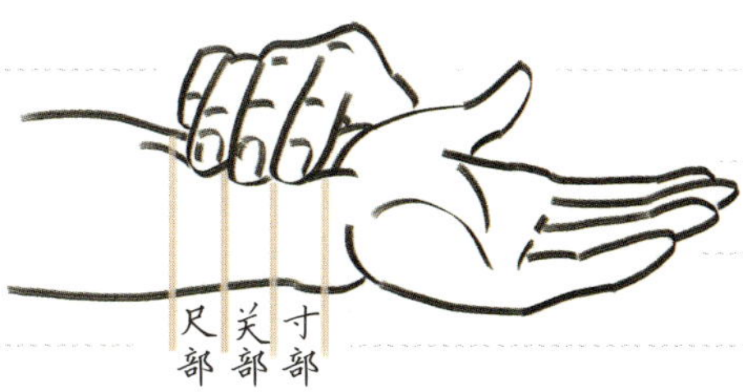

小儿用“一指定关法”

拇指或食指

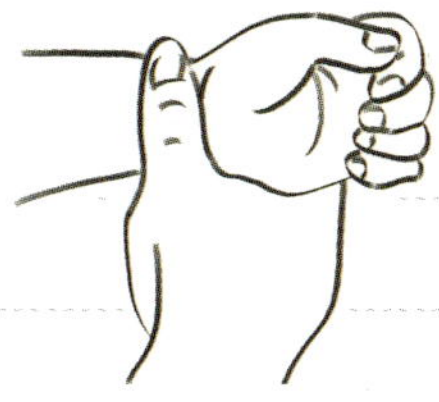

运指

举法：以较轻的指力按压皮肤表面。称“轻取”或“浮取”。

按法：以较重的指力按压，甚至按到筋骨。称“重取”或“沉取”。
按至肌肉称“中取”。

寻法：调节适当指力，按至肌肉，从轻到重，左右推寻。
寻，即中取。

总按：三指同时用大小相等的指力。

单按：用一个手指诊察寸、关、尺三部中的其中一部脉象。

平息

以医者的呼吸为标准来判断。每呼吸1次为一息。

正常的脉动次数为每息4~5次，呼吸每分钟16~18次，脉搏每分钟72~80次。

五十动

诊脉的时间不应少于50次脉跳时间，每手不少于1分钟，两手共3分钟左右为宜。

脉象要素

脉象的四种属性

位：脉搏位置的深浅。

数：脉跳的至数和节律。

形：脉道的粗细、长短。

势：脉搏力量的强弱。

脉象的要素

脉位 脉动显现部位的浅深。表浅为浮脉，深沉为沉脉。

至数 脉搏频率。

一息四五至为平脉，一息五至以上为数脉，

一息不足四至为迟脉。

脉长 脉动应指的轴向范围长短。

脉动范围超越寸、关、尺三部，为长脉；

应指不及三部，为短脉。

脉宽 脉动应指的径向范围大小（脉道粗细）。

脉道宽大的为大脉，脉道狭小的为细脉。

脉力 脉搏的强弱。

脉搏应指有力为实脉，应指无力为虚脉。

脉律 脉动节律的均匀度。

脉动节律是否均匀，有无停歇。

停歇的至数、时间是否规则。

流利度 脉搏来势的流利通畅程度。

脉来流利圆滑者为滑脉；来势艰难、不流利者为涩脉。

紧张度 脉管的紧急或弛缓程度。如弦脉、紧脉、缓脉。

正常脉象

正常脉象的特征

寸、关、尺三部皆有脉，不浮不沉，不快不慢，一息四五至（相当于72~80次/分），不大不小，从容和缓，节律一致。

“有胃” “有神” “有根”

有胃 从容、徐和、软滑，不浮不沉，不疾不徐，节律一致。

有无胃气反映脾胃运化功能的盛衰。

有神 柔和有力，节律整齐。

有根 尺脉有力、沉取不绝。

有根无根反映肾气的盛衰。

脉象的生理变异

四季气候：春弦、夏洪、秋浮、冬沉。

地理环境：南方人脉多细软或略数；北方人脉多沉实。

性别：妇女脉象较男子濡弱而略快。

年龄：年龄越小，脉搏越快。青年脉搏有力，老人脉搏则较弱。

体格：身躯高大，脉显现部位较长；身材矮小，脉显现部位则较短。

瘦人肌肉薄，脉常浮；肥胖的人皮下脂肪厚，脉常沉。

情志：喜伤心而脉缓，怒伤肝而脉急，惊气乱而脉动。

劳逸：运动后脉多急疾，入睡后脉多迟缓。

饮食：饭后、酒后脉多数而有力，饥饿时脉象稍缓而无力。

病理脉象

	特点	相类脉		
		脉名	脉象	主病
浮脉类	轻取即得	浮脉	举之有余，按之不足	表证
		散脉	浮散无根，节律不齐	元气离散、脏气将绝
		芤脉	浮大中空，如按葱管	失血、伤阴
		革脉	浮而中空，外坚	亡血、失精、崩漏
		洪脉	脉体阔大，充实有力	热盛
		濡脉	浮细，无力而软	虚证、湿困

浮脉，如水漂木　　散脉，散似杨花无定踪

芤脉，如按葱管　　革脉，如按鼓皮

洪脉，如洪水，来盛去衰

	特点	相类脉		
		脉名	脉象	主病
沉脉类	重按始得	沉脉	轻取不应，重按始得	里证
		伏脉	推筋着骨始得	邪闭、厥闭、痛极
		牢脉	沉实大弦长，坚牢不移	阴寒内盛、疝气
		弱脉	沉细无力而软	阳气虚衰、气血俱虚

老年人阳气逐渐衰微，见弱脉多为正常。

久病虚弱，见弱脉为顺；新病邪实，见弱脉为逆。

	特点	相类脉		
		脉名	脉象	主病
迟脉类	一息不足四至 <60次/分	迟脉	一息不足四至	寒证、里实热证
		缓脉	一息四至，脉来怠缓	湿病、脾胃虚弱
		涩脉	往来艰涩，迟滞不畅	精伤血少、气滞血瘀
		结脉	迟而时有一止，止无定数	阴盛气结、寒痰血瘀、气血虚衰

有病之人脉转缓和，是正气恢复之征。

	特点	相类脉		
		脉名	脉象	主病
数脉类	一息五至以上	数脉	一息五至七至	热证、里虚证
		疾脉	脉来急疾，一息七八至	阳极阴竭、元气欲脱
		促脉	脉数而时有一止，止无定数	阳热亢盛、痰食停滞、脏气衰败
		动脉	脉短如豆，滑数有力	疼痛、惊恐

促脉歇止次数少为病轻，歇止次数多为病重。

病后见促脉可能是病势加重。

	特点	相类脉		
		脉名	脉象	主病
实脉类	应指有力	实脉	举按充实，来去皆盛	实证
		滑脉	往来流利，应指圆滑	痰湿、食积、实热
		弦脉	端直而长，如按琴弦	肝胆病、疼痛、痰饮
		紧脉	绷急弹指，状如转索	实寒证、疼痛、宿食
		长脉	首尾端直，超过本部	阳证、热证、实证

高瘦之人易脉长，若脉象从容缓和，属正常脉象。

春季阳气生发，气张而脉长，但柔和安定，也属常脉。

老年健康者也可见弦脉。

孕妇见滑脉为常脉。

	特点	相类脉		
		脉名	脉象	主病
虚脉类	应指无力	虚脉	举之无力，应指松软	气血两虚
		细脉	脉细如线，应指明显	气血俱虚、湿证
		微脉	极细极软，若有若无	气血大虚、阳气暴脱
		代脉	脉软而时有一止，止有定数	脏气衰微、疼痛、惊恐、跌仆损伤
		短脉	首尾俱短，只显于关部	有力气郁、无力气虚

至数规律总结

迟脉：一息＜4至　　缓脉：一息4至

数脉：一息5～7至　　疾脉：一息7～8至

歇止脉规律总结

	脉象	歇止
结脉	脉迟，一息4至	时有一止，止无定数
促脉	脉数，一息5～7至	时有一止，止无定数
代脉	脉软，一息＜4至	时有一止，止有定数

相兼脉主病

脉象	主病
浮紧	外感寒邪、风寒痹痛
浮缓	风邪伤卫、营卫不和
浮数	风热袭表
浮滑	表证夹痰
沉迟	里寒证
沉弦	肝郁气滞、水饮内停
沉涩	阳虚而寒凝血瘀
沉缓	脾虚水湿停留
沉细数	阴虚内热、血虚
弦数	肝郁化火、肝胆湿热、肝阳上亢
弦紧	寒滞肝脉、肝郁气滞所致疼痛
弦细	肝肾阴虚、血虚肝郁、肝郁脾虚
弦滑数	肝火夹痰、肝胆湿热、肝阳上亢
滑数	痰热、湿热、食积
洪数	阳明经证、气分热盛、外感热病

相兼脉也称复合脉

相兼脉反映了疾病性质和病位随邪正斗争变化而变化

诊妇人脉

左关、尺脉忽洪大于右手，口不苦，身不热，腹不胀 → 月经将至

寸、关脉调和而尺脉弱或细涩 → 月经多不利

闭经，尺脉虚细而涩 → 精血亏少的虚闭

闭经，尺脉弦或涩 → 气滞血瘀的实闭

闭经，脉弦滑 → 痰湿阻于胞宫

诊小儿脉

方法

一指定三关（图见第75页）。

小儿常脉

2~3岁，一息脉动6~7次为常脉（100~120次/分）。

5~10岁，一息脉动6次为常脉（100次/分），4~5次为迟脉。

小儿病脉

浮	沉	迟	数
表	里	寒	热

有力	无力
实	虚

浮脉——表证
- 浮而有力——表实证
- 浮而无力——表虚证

沉脉——里证
- 沉而有力——里实证
- 沉而无力——里虚证

迟脉——寒证
- 迟而有力——实寒证
- 迟而无力——虚寒证

数脉——热证
- 浮数——表热证　数而有力——实热证
- 沉数——里热证　数而无力——虚热证

滑脉——痰热壅盛、食积内停

濡脉——湿邪

歇止脉——心气、心阳不足

第二节 按 诊

按诊的方法

触法、摸法、按法、叩法。

边诊察边注意观察患者的反应，询问是否有压痛及疼痛程度。

按诊的内容

按肌肤 重点诊察寒热、润燥、肿胀、疮病。

皮肤不热，红肿不明显 → 阴证

皮肤灼热、红肿疼痛 → 阳证

按之痛减 → 虚证

硬痛拒按 → 实证

皮肤干燥 → 津液亏虚或气血两伤

身热不扬，头身困重，脘痞，苔腻 → 湿热蕴结

肌肤冷而大汗淋漓，面色苍白，脉微欲绝 → 亡阳

汗出如油，四肢肌肤尚温而脉燥疾无力 → 亡阴

按胸胁 重点观察按胸胁部是否有疼痛、胀痛。

虚里
- 部位：心尖搏动处，左乳下第四、五肋间，乳头下稍内侧
- 正常征象：按之应手，动而不紧，缓而不怠，节律清晰一致，一息四五至，为心气充盛、宗气积于胸中
- 胁痛喜按，胁下按之空虚无力 → 肝虚

胁痛
- 胁下肿块，刺痛拒按 → 血瘀
- 右胁下肿块，质硬，凹凸不平，边缘不规则，常有压痛 → 考虑肝癌!!

按脘腹 注意诊察凉热、压痛、腹胀、肿块、痞满。

脘部
- 痞满，按之疼痛 → 实证
- 痞满，按之软弱无痛 → 虚证
- 按之有形而胀痛，推之辘辘有声 → 胃中有水饮

腹部
- 按之肌肤凉而喜温 → 寒证
- 按之肌肤灼热而喜凉 → 热证

腹痛
- 喜按，按之痛减，腹壁柔软 → 脾胃气虚
- 腹痛拒按，按之痛甚，腹部硬满 → 饮食积滞、胃肠积热、瘀血肿块
- 局部肿胀拒按 → 内痈
- 按之疼痛，固定不移 → 内有瘀血
- 按之胀痛，病处按此连彼 → 气滞

肿块
- 按之有形，推之不移，痛有定处 → 癥积
- 肿块推之可移，或痛无定处，聚散不定 → 瘕聚
- 肿块大 → 病深
- 形状不规则，表面不光滑 → 病重
- 坚硬如石 → 恶候

压痛
- 上腹部压痛，多见于肝、胆、胃、胰及结肠病变
- 下腹部压痛，常见于膀胱或胞宫病变

按手足 冷热程度判寒热、虚实、表里内外、顺逆。

寒热
- 手足俱冷 → 阳虚寒盛，属寒证
- 手足俱热 → 阳盛热炽，属热证

顺逆
- 热证而手足热 → 顺候
- 热证反见手足逆冷 → 逆候

内外
- 手足背热甚 → 外感发热
- 手足心热甚 → 内伤发热

表里
- 额上热甚于手心热 → 表热
- 手心热甚于额上热 → 里热

按腧穴 观察是否有结节或条索状物，或有无压痛及敏感反应。

结节 如肺病可在肺俞穴处摸到结节。

压痛
- 肝病，可能会在肝俞穴处或期门穴处出现压痛
- 胃病，可能会在胃俞穴处和足三里穴处出现压痛
- 肠痈，可能会在阑尾穴处出现压痛

第五章　八纲辨证

主要内容：

1.八纲基本证

2.八纲之间的关系

八纲即阴、阳、表、里、寒、热、虚、实八类证候。疾病的表现尽管复杂，但基本上都可用八纲加以归纳。

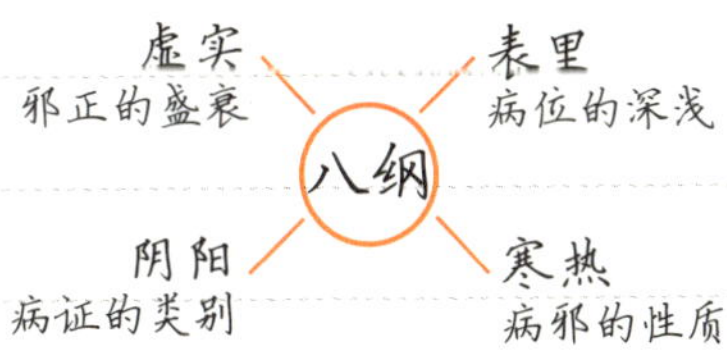
八纲
虚实
邪正的盛衰
表里
病位的深浅
阴阳
病证的类别
寒热
病邪的性质

第一节 八纲基本证

表里辨证

可察知病情的轻重深浅及病理变化的趋势。

表：身体皮毛、腠理

里：血脉、骨髓、脏腑

表证 —— 病在肌表，病浅易治

里证 —— 病在脏腑，病深难治

表证

概　　念：六淫等邪气侵犯人体浅表部位而表现出来的证候。

主要表现：恶寒发热，头身疼痛，喷嚏，鼻塞，流涕，咽喉痒痛，微有咳嗽，舌淡红，苔薄，脉浮。

特　　征：见于外感病初期。

发病急　病程短　病位浅

里证

概　　念：病变部位较深，累及脏腑、气血、骨髓的一类证候。

主要表现：非表即里，以脏腑症状为主要表现。

特　　征：见于外感病的中后期或内伤病。

病情重　病程长　病位深

成　　因：1. 外邪袭表，表证不解，病邪传里。

2. 外邪直中脏腑。

3. 情志、饮食劳倦等内伤脏腑。

半表半里证

概　　念：病非完全在表，而又未完全入里。也称“少阳病证”。

主要表现：寒热往来，胸胁苦满，心烦喜呕，不欲饮食，口苦咽干，目眩，脉弦。

表证、里证鉴别要点

	表证	半表半里证	里证
脏腑症状	不明显	胸胁苦满	明显
寒热	发热恶寒	寒热往来	但热不寒或但寒不热
舌象	舌苔变化不大	变化不明显	舌质和舌苔变化大
脉象	脉浮	脉弦	脉沉

表邪入里，表示病势加重

里邪出表，反映邪有去路，病势减轻

寒热辨证

寒、热是辨别疾病性质的两个纲领。

阴盛或阳虚

寒证 —— 阴邪致病，阳气受损

热证 —— 阳邪致病，阳气偏盛

阳盛或阴虚

“寒者热之，热者寒之”

寒证

概　　念：感受寒邪导致阳气亏虚和阴寒内盛的一类病证。

主要表现：畏寒肢冷，口淡不渴，面色苍白，小便清长，大便稀溏，舌淡苔白，脉迟或紧。

特　　点：具有冷、凉等症状。

虚实：
- 实寒证：感受寒邪，过服生冷之物，起病急，体质壮
- 虚寒证：内伤久病，阳气虚弱而阴寒偏盛

表里：
- 表寒证：寒邪袭表
- 里寒证：寒邪客于脏腑，或阳虚阴盛

热证

概　　念：因感受热邪，或阴液损耗所引起的一类病证。

主要表现：发热，恶热喜冷，口渴欲饮，面赤，烦躁不宁，痰涕黄稠，小便短黄，大便干结，舌红少津，苔黄燥，脉数。

虚实：
- 实热证：病势急骤，体质壮实
- 虚热证：内伤久病，阴液耗损而阳气偏亢

表里：
- 表热证：风热袭表
- 里热证：热邪盛于脏腑，或阴虚阳亢

寒证、热证鉴别要点

	寒证	热证
寒热喜恶	恶寒喜温	恶热喜凉
口渴	不渴	渴喜冷饮
面色	白	赤
四肢	冷	热
二便	大便稀溏，小便清长	大便干结，小便短赤
舌象	舌淡，苔白润	舌红，苔黄燥
脉象	迟或紧	数

寒证：冷、白、稀、润、静

热证：热、红（黄）、稠、干、动

虚实辨证

是辨别邪正盛衰的两个纲领。

虚证

概　　念：因正气不足而产生的各种虚弱证候。

主要表现：因阴阳、气血、津液、精髓受损程度而各不相同。

特　　征：不足、松弛、衰退。

实证

概　　念：感受外邪，或病程中体内病理产物蓄积而产生的证候。

主要表现：因病理产物及病邪停积部位差异而各不相同。

特　　征：有余、亢盛、停聚。

虚证、实证鉴别要点

	虚证	实证
病程	较长	较短
体质	虚弱	壮实
精神	萎靡	亢奋
声息	声息低微	声高气粗
疼痛	喜按	拒按
胸腹胀满	按之不痛，胀满时减	按之疼痛，胀满不减
发热	多为潮热、微热	多为高热
恶寒	畏寒，得温则减	恶寒，得温不减
舌象	舌质嫩，苔少或无	舌质老，苔厚腻
脉象	无力	有力

真虚假实：本质为虚证，反见某些盛实假象。

真实假虚：本质为实证，反见某些虚羸假象。

阴阳辨证

是归类病证类别的两个纲领。可概括其他六类证。

还可以归纳疾病的病位、病性、病势。

具体病证归类时存在阴中有阳、阳中有阴的情况。

阴证特点：抑制、沉静、衰退、晦暗。

阳证特点：兴奋、躁动、亢进、明亮。

第二节 八纲之间的关系

证的相兼

疾病某一阶段不相对立的两纲或两纲以上的证同时存在。

表实寒证	表实热证	表虚寒证	表虚热证
里实寒证	里实热证	里虚寒证	里虚热证

证的错杂

表里同病

在同一患者身上，既有表证，又有里证。

形成原因：1. 发病即同时出现表证与里证的表现。

2. 先有表证未罢，又及于里。

3. 先有内伤病未愈而又感外邪。

类型：

表里俱寒

成因：脾胃虚寒，复感风寒，或外感寒邪后伤及表里。

症状：恶寒重发热轻，头身疼痛，鼻塞流涕，脘腹冷痛，大便溏泄，脉迟或浮紧。

表里俱热

成因：素有内热，又感风热，或外感风热传及入里。

症状：发热重恶寒轻，咽喉疼痛，咳嗽气喘，便秘尿黄，舌红苔黄，脉数或浮数。

表寒里热

成因：先有表寒，又入里化热，或先有里热，复感风寒。

症状：恶寒发热，无汗，头身疼痛，口渴喜饮，烦躁，便秘尿黄，舌红苔黄。

表热里寒

成因：素体阳气不足，复感风热之邪。

症状：发热恶寒，有汗，头痛咽痛，尿清便溏，腹部胀满。

表里俱实

成因：先有饮食停滞，复感风寒之邪。

症状：恶寒发热，鼻塞流涕，脘腹胀满，厌食便秘，脉浮紧。

表实里虚

成因：素体气血虚弱，复感风寒之邪。

症状：恶寒发热，无汗，头身疼痛，神疲乏力，少气懒言，心悸失眠，舌淡脉弱。

寒热错杂

同一患者身上，既有寒证，又有热证。

形成原因：1. 先有热证，复感寒邪，或先有寒证，复感热邪。

2. 先有外感寒证，寒郁而化热，虽已入里，但表寒未解。

3. 机体阴阳失调，出现寒热错杂。

类型：表热里寒、表寒里热（见前页）、上热下寒、上寒下热。

上热下寒

上焦热证：胸中烦热、咽痛口干、频频呕吐等
中焦脾胃虚寒证：腹痛喜暖、大便稀薄
（二者）同时存在

上寒下热

上部脾胃虚寒证：胃脘冷痛、呕吐清涎
下部膀胱湿热证：尿频、尿痛、小便短黄
（二者）同时存在

虚实夹杂

同一患者身上，既有虚证，又有实证。

形成原因：1. 先有实证，邪气太盛，损伤正气而出现虚证。

2. 先有虚证，无力驱邪，致病邪积聚，或复感外邪，出现实证。

类型：1. 虚中夹实：正虚为主，邪实为次。

2. 实中夹虚：以邪实为主，正虚为次。

3. 虚实并重：正虚与邪实均表现明显。

证的转化

表里转化

转化结果：
- 病位由浅及深，病情由轻而重
- 病位由深而浅，病情由重而轻

表里出入：
- 病邪从表入里，病情转重
- 病邪由里透表，病情减轻

表邪入里 提示**病情转重**

先出现表证，因表邪不解，内传入里，致使表证消失而出现里证。

如：外感病初期出现恶寒发热、头身疼痛、无汗、苔薄白、脉浮紧等症。（表实寒证）

➡若失治误治，表邪不解，内传脏腑，继而出现高热、口渴、舌苔黄、脉洪大等症。（里实热证）

里邪出表 提示**病情减轻**

某些里证因治疗及时、护理得当，机体抵抗力增强，驱邪外出。

如：外感温热病，出现高热、烦渴等症。

➡随汗出而热退身凉、烦躁等症减轻。

邪气的表里出入主要取决于**正邪双方斗争**的情况。

寒热转化

寒证化热 提示**阳气旺盛**

原为寒证，后出现热证，而寒证随之消失。

如：寒湿痹病，初为关节冷痛、重着、麻木。（寒证）

➡病久或过服温燥药物，变成患处红肿灼痛。（热证）

热证转寒 提示**阳气衰惫**

原为热证，后出现寒证，而热证随之消失。

如：疫毒病初期，高热烦渴、舌红脉数、泻利不止。（热证）

➡由于失治，骤现冷汗淋漓、四肢厥冷等。（寒证）

虚实转化

多为因虚致实，形成本虚标实的错杂证。

实证转虚

疾病的一般规律。

原为实证，后出现虚证，而实证随之消失。

原因：病情日久，或失治误治，正气损伤而不足以御邪。

如：外感热病，始见高热、口渴、汗多、脉洪数。（实证）

➡日久不愈，致津气耗伤，出现形体消瘦、神疲嗜睡、食少、咽干、舌嫩红无苔、脉细无力等虚象。（虚证）

因虚致实

原因：正气不足，脏腑功能衰退，或气机运化无力，以致气血阻滞，病理产物蓄积，而表现以实为主的证。

如：脾肾阳虚不能温运气化水液（虚证）

➡以致水湿泛滥，出现水肿（实证）

> 因虚致实，并非真正的虚证转实，只是主要矛盾发生了变化。

第六章 病性辨证

主要内容：

1.六淫辨证

2.阴阳虚损辨证

3.气血辨证

4.津液辨证

病性是导致疾病发生的本质性原因，也称病因，包括原始病因，如六淫、七情，也包括脏腑功能失常产生的病理产物的阻滞。

第一节 六淫辨证

六淫：风、寒、暑、湿、燥、火六种外感病邪。

共同特点：1. 起病急、病程短。

2. 可单独致病，也可相兼致病。

3. 与气候环境有关。

4. 一定条件下可相互转化。

风淫证

以发病迅速、消退快、游走不定为特点。

辨证要点：恶风寒，微发热，汗出，脉浮缓；或突发皮肤瘙痒、丘疹、麻木，肢体关节游走作痛，面、睑、肢体浮肿。

风为百病之长，其他外邪均可依附风而侵犯人体，形成兼夹证。

证型：

风寒证	风热证	风湿证
风痰证	风水证	风毒证

寒淫证

寒为阴邪，凝滞，收引，易伤人阳气，阻碍气血运行。

辨证要点：恶寒肢冷，无汗，头身痛，鼻塞或流清涕。

- 伤寒（表实寒）证 —— 寒邪袭表，阻遏卫气
- 中寒（里实寒）证 —— 寒邪直中内里，伤及脏腑气血

暑淫证

易耗气伤津，且暑多挟湿，常与湿邪相合成病。

辨证要点：发热，汗出，口渴，疲乏，尿黄。

伤暑证 —— 感受暑湿，汗出过多，耗气伤津
中暑证 —— 暑热上扰清窍，内灼神明，症见昏迷、抽搐

湿淫证

病变常缠绵留着，不易速去。

辨证要点：身重，酸楚，痞闷，苔腻浊，脉濡缓。

易与其他外邪合并为病，形成兼证。

证型：风湿证　暑湿证　水湿证　痰湿证　湿毒证

燥淫证

温燥：初秋，微恶风寒，有汗
凉燥：深秋，恶寒发热，无汗

盛于秋季，易伤津液，伤肺脏。

辨证要点：口鼻、咽喉、皮肤干燥不润。

证型：燥邪犯表证、燥邪犯肺证、燥干清窍证。

火淫证

耗津伤液，炎上，易生风动血，逼血妄行。

辨证要点：新病突起，病势较剧，发热，口渴，便秘，尿黄，出血，舌红苔黄，脉数。

证型：
风热犯表证　肺热炽盛证　心火亢盛证
胃热炽盛证　热扰胸膈证　肠热腑实证
肝火上炎证　肝火犯肺证　热闭心包证
热入营血证

第二节　阴阳虚损辨证

阳虚证

虚寒证

人体阳气亏损，温养、推动、气化等功能减退。

辨证要点：畏寒肢冷，小便清长，面色㿠白，常与气虚证症状共见。

阳虚证多与气虚证共存，合称阳气亏虚证。

阳虚证者易感寒邪。

阳虚证可发展为亡阳证，或阳损及阴而为阴阳两虚证。

阳虚证可导致气滞、血瘀、水泛、痰饮等病理变化。

证型：
- 心阳虚证　脾阳虚证
- 肾阳虚证　胃阳虚证　胞宫（精室）虚寒证

阴虚证

虚热证

阴液亏少，滋润濡养功能减退，或阴不制阳，阳气偏亢。

辨证要点：口咽干燥，五心烦热，潮热盗汗，两颧潮红，舌红少苔，脉细数。

证型：
- 心阴虚证　肺阴虚证
- 肝阴虚证　肾阴虚证　胃阴虚证

亡阳证

危重证

人体阳气极度衰微而欲脱的危重证。

辨证要点：四肢厥冷，面色苍白，冷汗淋漓，气息微弱，脉微欲绝。

临床所见一般为心肾阳脱证。

亡阴证

危重证

人体阴液严重耗损而欲竭的危重证。

辨证要点：汗出如油，身热口渴，面赤唇焦，脉细数疾。

亡阳证与亡阴证的鉴别

	亡阳证	亡阴证
汗液	稀冷如水	黏热如油
寒热	身冷畏寒	身热恶热
四肢	厥冷	温热
面色	苍白	面赤颧红
气息	微弱	急促
渴饮	不渴或欲热饮	口渴饮冷
唇舌	淡白	干红
脉象	脉微欲绝	细数疾

第三节　气血辨证

气病辨证

气虚证

元气不足，气的推动温煦功能减退，或脏腑组织功能活动减退。

辨证要点：神疲乏力，少气懒言，脉虚，动则诸症加剧。

气陷证

坠

气虚升举无力，清阳下陷。

辨证要点：气坠、脏器下垂与气虚证症状共见。

神疲乏力，少气懒言，脉虚

气不固证

汗

气虚失于对精、血、津液等的固摄。

辨证要点：自汗，或出血，或二便失禁，或津液、精液、胎元等不固与气虚证症状共见。

神疲乏力，少气懒言，脉虚

气脱证

元气亏虚已极而欲外脱。

辨证要点：气息微弱、汗出不止、脉微与气虚证症状共见。

气滞证

胀

人体局部或某一脏腑经络的气机阻滞运行不畅。

辨证要点：胀满、胀痛、窜痛、脉弦。

气逆证

气机升降失常，应降反升或升发太过。

辨证要点：咳喘、呕吐呃逆、头痛眩晕与气滞证症状共见。

→ 胀满、胀痛、窜痛

气闭证

人体某些脏腑及其官窍气机逆乱，闭塞不通。

辨证要点：突然昏仆，或脏器绞痛，二便闭塞。

血病辨证

血虚证

晕

血液亏虚，脏腑组织器官失去濡养。

辨证要点：面唇淡白、头晕心悸、舌淡、脉细。

血瘀证

脉管内血液运行迟滞，或血逸脉外而停聚体内。

辨证要点：刺痛、出血、肿块与肤色、舌青紫等表现共见。

血热证

火热炽盛，侵入血分，迫血妄行。

辨证要点：出血与实热证症状共见。

→ 高热、头痛、目赤、口苦口干、渴喜冷饮

血寒证

寒邪客于血脉，凝滞气机，血行不畅。

辨证要点：局部冷痛、形寒、肤色紫暗、痛经与实寒证症状共见。

→ 面白无精神、四肢冷、小便清

气血同病辨证

气滞血瘀

由于气机阻滞而致血行瘀阻，或由于血瘀而致气机郁滞。

辨证要点：气滞证与血瘀证症状共见。

气滞证 → 胸胁等局部胀满疼痛

血瘀证 → 局部刺痛拒按、舌紫暗

气虚血瘀

气虚运血无力而致血行瘀滞。

辨证要点：气虚证与血瘀证症状共见。

气虚证 → 神疲乏力、少气懒言、脉虚、动则加剧

血瘀证 → 刺痛，出血，肤色、舌青紫

气血两虚

气虚与血虚同时存在。

辨证要点：气虚证与血虚证症状共见。

气虚证 → 神疲乏力、少气懒言、脉虚、动则加剧

血虚证 → 面唇淡白、头晕心悸、舌淡脉细

气不摄血

气虚与出血同时存在。

辨证要点：出血与气虚证症状共见。

气虚证 → 神疲乏力、少气懒言、脉虚、动则加剧

气随血脱

由于大量失血而引起气随之暴脱。

辨证要点：大出血的同时，出现气少息微、大汗淋漓、脉微。

第四节 津液辨证

津液亏虚证

机体津液减少，形体、脏腑、官窍失去濡养。

辨证要点：口渴，尿少，便干，口、鼻、唇、舌、皮肤干燥。

肺燥津伤证　胃燥津亏证　肠燥津亏证

痰证

痰浊阻滞于局部，或停聚于脏腑、经络、组织之间。

辨证要点：咳吐痰多，胸闷呕恶，局部包块，肥胖，苔腻脉滑。

寒痰　热痰　湿痰　燥痰　风痰　瘀痰

饮证

辨证要点：脘痞腹胀，呕吐清水，或胸胁饱满，或咳喘心悸。

痰饮 ——	饮停胃肠，胃失和降	胃肠
悬饮 ——	饮停胸胁，阻碍气机	胸胁
支饮 ——	饮停心肺，阻遏心阳	心肺
溢饮 ——	饮溢四肢	四肢

水停证

体内水液停聚。

辨证要点：肢体浮肿，小便不利，腹胀如鼓，周身困重，舌胖苔滑。

阳水 ——	发病急，来势猛，眼睑、头面先肿	实证
阴水 ——	发病慢，来势缓，水肿起于足部，腰以下肿甚	虚证

第七章 病位辨证

主要内容：

1.脏腑辨证

2.六经辨证

3.卫气营血辨证

4.三焦辨证

5.经络辨证

病位辨证是以病位为纲，病位、病性相结合的辨证方法。可分为空间性病位和时间性病位。

空间性： 脏腑、经络。

时间性： 六经、卫气营血、三焦。

第一节　脏腑辨证

可判断病变的部位、性质、正邪盛衰情况。

心与小肠病辨证

心病病理：血脉和藏神功能失常。

症状：心悸怔忡，心烦，失眠，健忘，精神错乱，神志昏迷。

小肠病理：泌别清浊功能和气机失常。

症状：腹胀腹痛，肠鸣腹泻，小便赤涩、疼痛、浑浊。

心气虚证　心气不足，鼓动无力

病　　因：先天不足、劳倦过度、久病体虚、年高气衰。

症　　候：心悸怔忡，气短胸闷，精神疲倦，自汗，面色淡白，舌淡，脉虚。

辨证要点：心悸怔忡与气虚证症状共见。

心血虚证　心血不足，心失濡养

病　　因：劳神过度、失血过多、脾虚、肾亏。

症　　候：心悸，失眠，多梦，健忘，头晕眼花，面色淡白或萎黄，唇舌色淡，脉细无力。

辨证要点：心悸、失眠、多梦与血虚证症状共见。

心阴虚证　心阴亏虚，虚热内扰

病　　因：劳神太过、温热火邪灼伤心阴、肝肾阴亏累及心阴。

症　　候：心悸怔忡，心烦，失眠多梦，五心烦热，潮热盗汗，颧红，咽干，舌红少苔，脉细数。

辨证要点：心悸、心烦、失眠与虚热证症状共见。

心血虚证与心阴虚证的鉴别

相同点	心悸、失眠、多梦
不同点	心血虚证：面色、唇舌"色白"
	心阴虚证："色红"、内热

心阳虚证 心阳虚衰，温运无力，虚寒内生

病　因：心气虚发展而来，或脏腑病损伤心阳。

症　候：心悸怔忡，胸闷或心痛，神疲乏力，面白，舌淡胖或紫暗，苔白滑，脉弱或结或代。

辨证要点：心悸怔忡、胸闷或心痛与阳虚证症状共见。

心火亢盛证 心火内炽，扰神迫血

病　因：情志抑郁化火，火热之邪内侵，或温补太过。

症　候：心烦失眠，神识不清，舌赤生疮，吐血，衄血，小便短少、灼热疼痛，发热口渴，便秘尿黄，苔黄脉数。

辨证要点：心烦失眠、舌赤生疮、吐衄、尿黄与实热证症状共见。

心脉痹阻证 正气虚，心阳不振，运血无力

病　因：气滞、血瘀、痰阻寒凝。

症　候：心悸怔忡，心胸憋闷疼痛，痛引肩背内臂，时作时止。

瘀阻心脉：刺痛，舌质晦暗或有青紫斑点，脉细涩结代。

痰阻心脉：心胸憋闷，体胖痰多，身重困倦，舌苔白腻，脉沉滑或沉涩。

寒凝心脉：遇寒痛剧，得温痛减，形寒肢冷，舌淡苔白，脉沉迟或沉紧。

气滞心脉：胀痛，与情志变化有关，喜太息，舌淡红，脉弦。

辨证要点：心悸怔忡，心胸憋闷疼痛，与瘀血、痰阻、寒凝、气滞症状共见。

痰蒙心神证　痰浊蒙蔽心神

病　　因：湿浊酿痰、因情志不遂而痰浊内盛。

症　　候：神情痴呆，意识模糊，或精神抑郁，表情淡漠，喃喃独语，举止失常，或突然昏仆，不省人事，口吐涎沫，喉有痰声，并见面色晦暗、胸闷呕恶，舌苔白腻，脉滑。

辨证要点：神志抑郁、错乱、痴呆、昏迷与痰浊证症状共见。

痰火扰神证　痰浊交结，扰乱心神

病　　因：精神刺激、思虑动怒、气郁化火、痰火内盛。

症　　候：烦躁不宁，失眠多梦，甚或神昏谵语，胸闷气粗，咳吐黄痰，喉间痰鸣，发热口渴，面红目赤；或狂躁妄动，打人毁物，不避亲疏，胡言乱语，哭笑无常；舌红，苔黄腻，脉滑数。

辨证要点：烦躁不宁、失眠多梦、狂躁、神昏谵语与痰热证症状共见。

痰蒙心神证与痰火扰神证的鉴别

相同点	情志所伤引起，与痰有关，神志、意识异常
不同点	痰蒙心神证：意识模糊、抑郁、痴呆，无明显火热证
	痰火扰神证：动而多躁，狂躁、谵语，既有痰又有火

瘀阻脑络证　瘀血犯头，阻滞脑络

病　　因：头部外伤，瘀血停积；久痛入络，瘀血阻塞脑络。

症　　候：头晕不已，头痛如刺，痛处固定，经久不愈，健忘，失眠，心悸，或头部外伤后昏不知人，面色晦暗，舌质紫暗或有紫斑、紫点，脉细涩。

辨证要点：头痛、头晕与瘀血证症状并见。

小肠实热证　心火下移小肠，热迫膀胱，气化失司

病　　因：心经有热，下移小肠而成。

症　　候：小便短赤、灼热涩痛，尿血，心烦口渴，口舌生疮，脐腹胀痛，舌红，苔黄，脉数。

辨证要点：小便赤涩疼痛、心烦口渴、口疮与实热证症状并见。

肺与大肠病辨证

肺病病理：宣发和肃降功能失常。

症状：咳嗽，气喘，胸闷胸痛，咽痛，音哑，鼻塞，流涕。

大肠病理：传导功能失常。

症状：便秘、泄泻。

肺气虚证 肺气亏虚，卫表不固，宣降失职

病　因：久患肺病，耗损肺气。

症　候：咳喘无力，痰清稀；少气懒言，神疲体倦，面色淡白，自汗，恶风，易感冒；舌淡苔白，脉弱。

辨证要点：咳、喘、痰稀与气虚证症状共见。

肺阴虚证 肺阴不足，虚热内生

病　因：内伤杂病久咳伤肺、外感热病后期伤肺阴。

症　候：干咳无痰，或痰少而黏，不易咳出，或痰中带血，音哑，体瘦，口干咽燥，五心烦热，潮热盗汗，两颧潮红，舌红少津，脉细数。

辨证要点：干咳无痰、痰少而黏与阴虚证症状共见。

风寒犯肺证 风寒之邪侵犯，肺卫失宣

病　因：风寒邪气侵犯肺卫。

症　候：咳嗽，痰稀色白，恶寒发热，鼻塞流清涕，头身疼痛，无汗，苔薄白，脉浮紧。

辨证要点：咳嗽、痰白而稀与风寒表证症状共见。

风热犯肺证 风热之邪侵犯，肺卫失宣

病　因：风热邪气侵犯肺卫。

症　候：咳嗽，痰稠色黄，发热微恶风寒，鼻塞流浊涕，口干微渴，咽喉肿痛，舌尖红，苔薄黄，脉浮数。

辨证要点：咳嗽、痰黄稠与风热表证症状共见。

燥邪犯肺证 感受燥邪，肺失清润

病　　因：环境干燥（秋季）。

症　　候：干咳无痰，或痰少而黏，难以咳出，甚则胸痛，痰中带血，或咯血，口、唇、舌、鼻、咽干燥，或见鼻出血，发热恶风寒，少汗或无汗，苔薄干，脉浮数或浮紧。

辨证要点：干咳无痰或痰少而黏与燥淫证症状共见。

- 燥＋寒 — 腠理闭塞，无汗，舌红、苔薄白，脉浮紧
- 燥＋热 — 腠理开，少汗，舌红、苔薄黄而干，脉浮数

肺热炽盛证 邪热壅肺，肺失宣降

病　　因：外感风热，或风寒入里化热。

症　　候：咳嗽，气喘，胸痛，气息灼热，咽喉红肿疼痛，发热，口渴，大便秘结，小便短赤，舌红苔黄，脉数。

辨证要点：咳嗽、气喘、胸痛与里实热证症状共见。

痰热壅肺证 痰热互结，壅盛于肺

病　　因：外邪犯肺，郁而化热，炼液成痰；或素有宿痰，日久化热。

症　　候：咳嗽，气喘息粗，胸闷，或喉中痰鸣，咳痰黄稠，胸痛，发热口渴，小便短赤，大便秘结，舌红苔黄腻，脉滑数。

辨证要点：咳喘、气喘息粗与痰热证症状共见。

肺热炽盛证与痰热壅肺证的鉴别

相同点	咳嗽，气喘，胸痛，发热口渴，小便短赤，便秘
不同点	痰热壅肺证常伴随痰多黏稠、胸闷

寒痰阻肺证　寒痰交阻于肺，肺失宣降

病　　因：内有痰疾，复感风寒。

症　　候：咳嗽气喘，痰多色白，或喉中哮鸣，胸闷，形寒肢冷，舌淡苔白腻或白滑，脉濡缓或滑。

辨证要点：咳嗽气喘与寒痰证症状共见。

饮停胸胁证　水饮停于胸胁，阻滞气机

病　　因：中阳素虚，气不化水。

症　　候：胸廓饱满，胸胁部胀闷或痛，呼吸、咳嗽或转侧时牵引作痛，或伴头晕目眩，舌苔白滑，脉沉弦。

辨证要点：胸廓饱满、胸胁胀闷或痛与饮证症状共见。

风水搏肺证　风邪袭肺，宣降失常，水湿泛溢肌肤

病　　因：外感风邪，肺卫宣降失常。

症　　候：浮肿始于眼睑、头面，继及全身，上半身肿甚，来势迅速，皮薄光亮，小便短少，发热恶寒，脉浮紧或浮数。

辨证要点：骤起面睑浮肿与表证症状共见。

- 风＋寒 —— 恶寒重、发热轻、无汗、苔薄白、脉浮紧
- 风＋热 —— 恶寒轻、发热重、咽喉肿痛、舌红、脉浮数

大肠湿热证　湿热蕴结大肠，大肠传导功能失职

病　　因：暑湿热毒侵袭，或饮食不洁。

症　　候：腹痛，腹泻，肛门灼热，色黄味臭，或伴恶寒发热，舌红苔黄腻，脉滑数或濡数。

辨证要点：腹痛、泄泻与湿热证症状共见。

肠热腑实证 邪热入里，腑气不通

病 因：邪热炽盛，津液外泄。

症 候：腹部硬满疼痛拒按，大便秘结，壮热，汗出口渴，甚则神昏谵语、狂乱，小便短黄，舌红苔黄厚而燥或起刺，脉沉数有力或沉迟有力。

辨证要点：腹满硬痛、便秘干燥与里热炽盛证症状共见。

肠燥津亏证 津液亏损，肠失濡润，传导失职

病 因：阴津不足，或嗜食辛辣，热病后期伤阴。

症 候：大便干燥如羊屎，腹胀作痛，或见左少腹包块，口干，或口臭，或头晕，舌红少津，苔黄燥，脉细涩。

辨证要点：大便燥结难下与津亏证症状并见。

肠热腑实证与肠燥津亏证的鉴别

相同点	大便秘结
不同点	肠热腑实证：腹部满硬疼痛拒按
	肠燥津亏证：无腹胀、满、坚、实之征

肠虚滑泻证 大肠阳气虚衰，不能固摄

病 因：泻、痢久延不愈。

症 候：下利无度，甚则脱肛，腹部隐痛，喜温喜按，畏寒神疲，舌淡苔白滑，脉弱。

辨证要点：大便失禁与阳虚证症状共见。

虫积肠道证　蛔虫等寄居肠道，阻滞气机，噬耗营养

病　　因：进食不洁。

症　　候：胃脘嘈杂，时作腹痛，或嗜食异物，大便排虫，或突发腹痛，按之有条索状物，面黄体瘦，睡中龂齿，鼻痒，或面部出现白斑，唇内有白色粟粒样凸起颗粒，白睛见蓝斑。

辨证要点：腹痛、面黄体瘦，大便排虫，或与气滞证症状共见。

脾与胃病辨证

脾病病理：运化功能失常。

症状：腹胀便溏，食欲不振，浮肿，内脏下垂。

胃病病理：受纳、腐熟功能障碍及胃失和降。

症状：胃脘胀闷疼痛，嗳气，恶心，呕吐，呃逆。

脾气虚证　脾气不足，运化功能失职

病　　因：饮食不节、劳倦过度、忧思日久。

症　　候：食少腹胀，食后胀甚，便溏，神疲乏力，少气懒言，或浮肿或消瘦或肥胖，面色萎黄，舌淡苔白，脉缓或弱。

辨证要点：腹胀纳少、便溏与气虚证症状共见。

脾虚气陷证　脾气亏虚，升举无力

病　　因：脾气虚进一步发展，或久泻、劳累。

症　　候：眩晕，久泻，脘腹重坠作胀，甚或内脏下垂，神疲乏力，

气短懒言，面白无华，舌淡苔白，脉缓或弱。

辨证要点：眩晕、泄泻、脘腹重坠与脾气虚证症状共见。

脾阳虚证 脾阳虚衰，失于温运，阴寒内生

病　　因：脾气虚加重而致、过食生冷苦寒。

症　　候：腹痛绵绵，喜温喜按，纳少、腹胀，大便清稀或完谷不化，畏寒肢冷，浮肿，舌质淡胖或有齿痕，苔白滑，脉沉迟。

辨证要点：腹胀、腹痛、大便清稀与阳虚证症状共见。

脾阳虚证与脾气虚证的鉴别

相同点　纳少、腹胀、便溏

不同点　脾阳虚证可见畏寒肢冷、腹痛喜温喜按

脾不统血证 脾气虚弱，统血失常，血逸脉外

病　　因：久病伤气，或忧思日久，劳倦过度。

症　　候：各种出血，妇女月经过多、崩漏等，伴见食少、便溏、神疲乏力、气短懒言、面色萎黄，舌淡苔白、脉细弱。

辨证要点：各种出血与脾气虚证症状共见。

湿热蕴脾证 湿热内蕴，脾失健运

病　　因：外感湿热之邪，或嗜食肥甘厚味，饮酒无度。

症　　候：脘腹胀闷，恶心欲呕，口苦口黏，渴不多饮，便溏，小便短黄，肢体困重，或身热不扬，汗出热不解，或面目发黄、皮肤瘙痒，舌红苔黄腻，脉濡数。

辨证要点：腹胀、纳呆、便溏与湿热证症状共见。

寒湿困脾证　寒湿内盛，困阻脾阳，运化失职

病　　因：淋雨涉水、气候阴冷潮湿、居处潮湿。

症　　候：脘腹痞闷，腹胀腹痛便溏，口腻纳呆，头身困重，面色晦黄，或身目发黄，或肢体浮肿，小便短少，妇女白带量多，舌淡胖，苔白腻，脉缓或沉细或濡。

辨证要点：脘腹痞闷、纳呆、腹痛、便溏、身重与寒湿证症状共见。

脾阳虚证与寒湿困脾证的鉴别

相同点	均属寒证，症见纳少、腹冷痛、便溏、浮肿
不同点	脾阳虚证：属虚证，伴见阳虚证症状
	寒湿困脾证：属实证，兼见寒湿证症状

寒湿困脾证与湿热蕴脾证的鉴别

相同点	脘腹胀闷、便溏、肢体困重、苔腻脉濡
不同点	寒湿困脾证：可见身目发黄晦暗、舌淡苔白
	湿热蕴脾证：可见身目鲜黄、口苦、身热不扬、舌红苔黄

胃气虚证　胃气虚弱，胃失和降

病　　因：饮食不节、劳逸失度、久病失养。

症　　候：纳少，胃脘痞满，隐痛喜按，嗳气，面色萎黄，神疲乏力，少气懒言，舌质淡，苔薄白，脉弱。

辨证要点：胃脘痞满、隐痛喜按、纳少与气虚证症状共见。

胃阳虚证 胃阳不足，胃失温养

病　　因：嗜食生冷之物、过用苦寒之物、久病失养。

症　　候：胃脘冷痛绵绵，喜温喜按，食后缓解，泛吐清水或夹有不消化的食物，纳少脘痞，口淡不渴，倦怠乏力，畏寒肢冷，舌淡胖嫩，脉沉迟无力。

辨证要点：胃脘冷痛与阳虚证症状共见。

脾气虚证与胃气虚证的鉴别

脾气虚证：便溏、水肿症状突出

胃气虚证：脘痞隐痛、嗳气症状明显

胃阴虚证 胃阴亏虚，胃失濡润、和降

病　　因：热病后期，或气郁化火，或吐泻太过，或过食辛温香燥之物。

症　　候：胃脘隐隐灼痛，嘈杂不舒，饥不欲食，干呕，呃逆，口燥咽干，大便干结，小便短少，舌红少苔，脉细数。

辨证要点：胃脘隐隐灼痛、饥不欲食与阴虚证症状共见。

寒滞胃脘证 寒邪犯胃，阻滞气机

病　　因：过食生冷之物，或寒邪犯胃。

症　　候：胃脘冷痛剧烈，得温痛减，遇寒加重，恶心呕吐，吐后痛缓，或口泛清水，口淡不渴，恶寒肢冷，面白或青，舌淡苔白润，脉弦紧或沉紧。

辨证要点：胃脘冷痛、恶心呕吐与实寒证症状共见。

胃热炽盛证　火热壅滞于胃，胃失和降

病　　因：过食辛热、肥甘、温燥之品。

症　　候：胃脘灼痛、拒按，消谷善饥，口气臭秽，齿龈红肿疼痛，甚则化脓、溃烂，或见齿衄，渴喜冷饮，大便秘结，小便短黄，舌红苔黄，脉滑数。

辨证要点：胃脘灼痛、消谷善饥与实热证症状共见。

食滞胃脘证　饮食停积胃脘

病　　因：暴饮暴食，食积不化，或胃气虚弱。

症　　候：胃脘胀满疼痛、拒按，厌恶食物，嗳腐吞酸，或呕吐酸馊食物，吐后胀痛得减，或腹胀痛，泻下不爽，肠鸣，矢气臭如败卵，大便酸腐臭秽，舌苔厚腻，脉滑。

辨证要点：胃脘胀满疼痛、嗳腐吞酸，或呕吐酸馊食物，或泻下酸腐臭秽与气滞证症状共见。

肝与胆病辨证

肝病病理：肝疏泄与藏血功能失常。

症状：胸胁、少腹胀痛或窜痛，情志抑郁或易怒，头晕胀痛，肢体震颤，手足抽搐，以及目部症状，月经不调。

胆病病理：胆贮藏和排泄功能失常。

症状：胆怯易惊，惊悸不宁，口苦，黄疸。

肝血虚证　肝血不足，机体失养

病　　因：脾胃虚弱，或肾精亏少，血源不足。

症　　候：头晕目眩，视力减退，爪甲不荣，肢体麻木，失眠多梦，妇女月经量少色淡，甚则闭经，面唇淡白，舌淡，脉细。

辨证要点：眩晕、视力减退、肢体麻木与血虚证症状共见。

肝阴虚证　肝阴不足，虚热内生

病　　因：情志不遂，肝郁化火伤阴。

症　　候：头晕眼花，目干涩，视物不清，胁肋隐隐灼痛，口燥咽干，五心烦热，两颧潮红，潮热盗汗，舌红少苔，脉弦细数。

辨证要点：头晕、目涩、胁肋隐痛与阴虚证症状共见。

肝郁气滞证　肝失疏泄，气机郁滞

病　　因：精神刺激，情志不遂。

症　　候：胸胁、少腹胀满疼痛，走窜不定，情志抑郁，善太息，妇女乳房胀痛、月经不调、闭经，苔薄白，脉弦。

辨证要点：情志抑郁，胸胁、少腹胀痛，脉弦与气滞证症状共见。

肝火炽盛证　火热炽盛，内扰于肝

病　　因：情志不遂，气郁化火，或外感火热之邪。

症　　候：头目胀痛，眩晕，面红目赤，口苦口干，急躁易怒，失眠多梦，耳鸣耳聋，或胁肋灼痛，衄血，大便秘结，小便短黄，舌红苔黄，脉弦数。

辨证要点：头目胀痛、胁痛、急躁易怒、耳鸣等与实热证症状共见。

肝阳上亢证　肝肾阴亏，阴不制阳

病　　因：肝肾阴亏、长期恼怒焦虑。

症　　候：眩晕耳鸣，头目胀痛，面红目赤，急躁易怒，失眠多梦，腰膝酸软，头重脚轻，舌红少津，脉弦或弦细数。

辨证要点：头目胀痛、眩晕耳鸣、急躁易怒、头重脚轻、腰膝酸软等上实下虚证症状共见。

肝阳上亢证与肝火炽盛证的鉴别

相同点	头晕胀痛、面红目赤、急躁易怒、失眠多梦	
不同点	肝阳上亢证	病程较长，病势较缓，腰膝酸软、头重脚轻
	肝火炽盛证	病程较短，病势较急，口干口苦、尿黄

肝风内动证　　以“动摇”症状为主要表现

阳亢、火热、阴虚、血亏

肝阳化风证

病　　因：肝肾阴液不足，或久病阴亏。

辨证要点：眩晕欲仆、肢麻震颤、口眼歪斜、半身不遂。

热极生风证

病　　因：外感温热病邪，邪热亢盛。

辨证要点：高热、神昏、抽搐与实热证症状共见。

阴虚动风证

病　　因：由肝阴虚证发展而来，或外感热病耗伤阴液。

辨证要点：手足震颤或蠕动与阴虚证症状共见。

血虚生风证

病　　因：肝血不足，失却濡养，筋脉挛急。

辨证要点：手足颤动、肢体麻木与血虚证症状共见。

寒凝肝脉证　　寒邪侵袭，凝滞肝脉

病　　因：感受寒邪，凝滞收引肝脉。

症　　候：少腹、前阴冷痛，阴囊收缩，睾丸引痛，或巅顶冷痛，遇寒痛甚，得温痛减，恶寒肢冷，舌苔白，脉沉弦或沉紧。

辨证要点：少腹、前阴、巅顶冷痛与实寒证症状共见。

胆郁痰扰证 情志不遂，气郁生痰

病　　因：情志不遂，气郁生痰。

症　　候：惊悸失眠，胆怯易惊，烦躁不安，犹豫不决，口苦呕恶，胸胁闷胀，眩晕耳鸣，舌红苔黄腻，脉弦数。

辨证要点：惊悸失眠、胆怯易惊与痰热证症状共见。

肾与膀胱病辨证

肾病病理：生长、发育迟缓，生殖功能障碍，水液代谢失常。

症状：腰膝酸软，眩晕耳鸣，发育迟缓，发白早脱，牙齿动摇，男女生殖方面的问题，水肿，二便异常，呼多吸少。

膀胱病病理：贮尿、排尿功能失常。

症状：小便频急涩痛、尿闭及遗尿、小便失禁。

肾阳虚证 肾阳亏虚，机体失其温煦

病　　因：素体阳虚，年高肾亏，或久病伤阳，房劳过度。

症　　候：腰膝酸软冷痛，畏寒肢冷，面色㿠白或黧黑，神疲乏力；或见性欲减退，男子滑精、早泄，女子宫寒不孕、白带清稀量多；或尿频清长，夜尿多；舌淡苔白，脉沉细无力。

辨证要点：腰膝冷痛、性欲减退、夜尿多与虚寒证症状共见。

肾虚水泛证 肾的阳气亏虚，气化无权，水液泛溢

病　　因：素体虚弱，久病及肾，或房劳伤肾。

症　　候：全身浮肿，腰以下为甚，小便短少，腰膝酸软冷痛，畏寒肢冷，咳喘痰鸣，舌淡胖苔白滑，脉沉迟无力。

辨证要点：浮肿腰以下为甚、小便短少与肾阳虚证症状共见。

肾阳虚证与肾虚水泛证的鉴别

肾阳虚证：偏重于温煦、固摄、生殖、气化功能衰退

肾虚水泛证：偏重于气化无权，水邪泛滥，浮肿、尿少

肾阴虚证　　肾阴亏损，失于滋养，虚热内扰

病　　因：久病及肾，或温热病后期伤阴。

症　　候：腰膝酸软而痛，眩晕耳鸣，失眠多梦，形体消瘦，潮热盗汗，男子遗精早泄，女子经少，舌红少苔，脉细数。

辨证要点：腰酸耳鸣、男子遗精、女子经少与阴虚证症状共见。

肾精不足证　　肾精亏损，脑与骨、髓失充

病　　因：先天禀赋不足，或后天失调，或房劳过度。

症　　候：小儿发育迟缓，骨骼痿软，智力低下；性欲减退，男子精少，女子经闭；发脱齿摇，耳聋耳鸣，腰膝酸软，健忘恍惚，神情呆钝，动作迟钝；舌淡苔白，脉弱。

辨证要点：小儿生长发育迟缓、成人生育功能低下、早衰。

肾阴虚证与肾精不足证的鉴别

相同点　腰膝酸软、耳鸣

不同点　肾阴虚证：阴液不足，虚热内扰，性欲偏亢，遗精

肾精不足证：生长发育迟缓，早衰，生育功能低下

肾气不固证 肾气亏虚，失于封藏、固摄

病因：年高肾气亏虚、房劳过度、久病伤肾。

症候：腰膝酸软，耳鸣耳聋；小便频数清长，夜尿频多；男子滑精、早泄，女子带下清稀量多；舌淡苔白，脉弱。

辨证要点：腰膝酸软、小便频数清长与肾气虚证症状共见。

肾不纳气证 肾气亏虚，纳气无权

病因：久病咳喘，肺病及肾，或年老肾亏。

症候：久病咳喘，动则喘甚，腰膝酸软，或自汗神疲，舌淡苔白，脉沉弱；或气短息促，颧红心烦，舌红少苔，脉细数。

辨证要点：久病咳喘、动则喘甚与肾气虚证症状共见。

膀胱湿热证 湿热侵袭，蕴结膀胱

病因：外感湿热，或饮食不节。

症候：尿频尿急，尿道涩滞灼痛，小便短黄或浑浊，小腹胀痛，或腰腹掣痛，或伴发热，舌红苔黄腻，脉滑数。

辨证要点：尿频尿急、尿道涩滞灼痛、尿短黄与湿热证症状共见。

脏腑兼病辨证

心肾不交证 心肾水火既济失调

病因：久病虚劳、房事不节、劳神、抑郁。

症候：心烦失眠，头晕耳鸣，腰膝酸软，潮热盗汗，便结尿黄，舌红少苔，脉细数；或阳痿，腰膝冷痛，脉沉细无力。

辨证要点：心烦失眠、腰膝酸软、耳鸣与虚热或虚寒证症状共见。

心肾阳虚证 心与肾的阳气虚衰，温煦失职

病　　因：心阳虚衰，久病及肾，或肾阳亏虚。

症　　候：心悸怔忡，腰膝酸冷，肢体浮肿，小便不利，形寒肢冷，神疲乏力，嗜睡，唇甲青紫，舌胖青紫，苔白滑，脉弱。

辨证要点：心悸怔忡、腰膝酸冷、肢体浮肿与虚寒证症状共见。

心肺气虚证 心肺两脏气虚，功能减退

病　　因：久病咳喘，累及于心，或心气不足。

症　　候：心悸胸闷，咳嗽，气喘，气短，动则尤甚，咳痰清稀，神疲乏力，自汗，面淡白，舌淡苔白，脉弱或结、代。

辨证要点：心悸、胸闷、咳嗽、气喘与气虚证症状共见。

心脾两虚证 脾气亏虚，心血不足

病　　因：饮食不节，损伤脾胃，或慢性失血。

症　　候：心悸怔忡，失眠多梦，食少便溏，面色萎黄，眩晕耳鸣，神疲乏力，或见各种慢性出血，舌淡嫩，脉弱。

辨证要点：心悸怔忡、食少便溏、慢性出血与气血两虚证症状共见。

心肝血虚证 血液亏少，心肝失养

病　　因：思虑过度，或久病亏损。

症　　候：心悸怔忡，失眠多梦，健忘，眩晕，视物模糊，爪甲不荣，肢体麻木，面白无华，妇女月经量少色淡，舌淡苔白，脉细。

辨证要点：心悸、失眠、眩晕、爪甲不荣与血虚证症状共见。

脾肺气虚证 脾肺两脏气虚

病　　因：久病咳喘，或饮食劳倦。

症　　候：久咳，气短而喘，咳声低微，咳痰清稀，食欲不振，腹胀便溏，面白无华，神疲乏力，舌淡苔白滑，脉弱。

辨证要点：咳嗽气喘、痰液清稀、食少便溏与气虚证症状共见。

肺肾阴虚证 肺肾阴液亏虚，虚热内扰

病　　因：久病咳喘，或房劳。

症　　候：咳嗽痰少，或痰中带血，腰膝酸软，形体消瘦，潮热盗汗，男子遗精，女子经少或崩漏，舌红少苔，脉细数。

辨证要点：干咳少痰、腰酸、遗精与虚热证症状共见。

肝火犯肺证 肝火炽盛，上逆犯肺，肺失清肃

病　　因：郁怒伤肝、气郁化火。

症　　候：胸胁灼痛，急躁易怒，头胀头晕，咳嗽阵作，痰黄黏稠，甚则咳血，烦热口苦，面红目赤，舌红苔薄黄，脉弦数。

辨证要点：胸胁灼痛、急躁易怒、咳嗽阵作或咳血与实热证症状共见。

肝胃不和证 肝气郁结，横逆犯胃，胃失和降

病　　因：情志不舒。

症　　候：胃、胁胀痛或窜痛，呃逆嗳气，吞酸嘈杂，食少，抑郁，善太息，或烦躁易怒，舌淡红，苔薄白或薄黄，脉弦。

辨证要点：胃脘、胁肋胀痛，嗳气，吞酸，情志抑郁与气滞证症状共见。

肝郁脾虚证　肝失疏泄，脾失健运

病　因：情志不遂，或饮食劳倦。

症　候：胸胁胀满窜痛，腹痛欲泻，泻后痛减，肠鸣矢气，善太息，情志抑郁，或急躁易怒，舌苔白，脉弦或缓。

辨证要点：胸胁胀痛、腹胀、便溏、情志抑郁。

肝胆湿热证　湿热内蕴肝胆，肝胆疏泄失常

病　因：感受湿热病邪，或嗜食肥甘，或脾胃纳运失常。

症　候：胁肋胀痛，纳呆腹胀，口苦厌油，身目发黄；舌红，苔黄腻，脉弦滑数；阴部潮湿、瘙痒、湿疹，带下黄臭。

辨证要点：胁肋胀痛、身目发黄。

肝肾阴虚证　肝肾两脏阴液亏虚，虚热内扰

病　因：久病失调，或情志内伤，或房事不节，或温病日久。

症　候：头晕目眩，胸胁隐痛，耳鸣健忘，腰膝酸软，失眠多梦，五心烦热，男子遗精，女子月经量少，舌红少苔，脉细数。

辨证要点：胸胁隐痛、腰膝酸软、眩晕耳鸣与虚热证症状共见。

脾肾阳虚证　脾肾阳气亏虚，温化失职，虚寒内生

病　因：久病，或久泻久痢，或水邪久踞。

症　候：腰腹冷痛，久泻久痢，或五更泄泻；或全身浮肿，小便不利，形寒肢冷，舌淡胖，苔白滑，脉沉迟无力。

辨证要点：腰腹冷痛、久泻久痢、五更泄泻与虚寒证症状共见。

第二节 六经辨证

三阳病证——病位偏表在腑，正气不衰，邪正抗争激烈

三阴病证——病位偏里在脏，正气不足，邪正交争于里

太阳病证

太阳经证 外感病初起阶段。

太阳中风证
- 以风邪为主，又称外感表虚证
- 症候：发热，恶风，头痛，汗出，脉浮缓，或见鼻鸣、干呕
- 辨证要点：发热、恶风、汗出、脉浮缓

太阳伤寒证
- 以寒邪为主，又称伤寒表实证
- 症候：恶寒，发热，头项强痛，肢体疼痛，无汗而喘，脉浮紧
- 辨证要点：恶寒、无汗、头身痛、脉浮紧

太阳腑证 太阳经证不解，病邪循经内传太阳之腑。

太阳蓄水证
- 症候：发热，恶寒，小腹满，小便不利，口渴，或水入则吐，脉浮或浮数
- 辨证要点：小腹满、小便不利与太阳经证症状共见

→ 小便不利而渴

太阳蓄血证
- 症候：少腹急结或硬满，小便自利，发狂，善忘，大便色黑如漆，脉沉涩或沉结
- 辨证要点：少腹急结硬满、小便自利、便黑

→ 小便自利而便黑

阳明病证

阳明经证 外感病发展过程中，病邪内传阳明。

症　　候：身大热，汗出，口渴引饮，或心烦躁扰，气粗似喘，面赤，苔黄燥，脉洪大。

辨证要点：壮热、汗出、口渴、脉洪大。

阳明腑证 邪热内炽阳明之腑。

症　　候：日晡潮热，手足汗出，脐腹胀满硬痛拒按，大便秘结不通，甚则谵语、狂乱、不得眠，舌苔黄厚干燥，或起芒刺，甚至苔焦黑燥裂，脉沉迟而实或滑数。

辨证要点：潮热汗出、腹满硬痛、大便秘结、苔黄燥、脉沉实。

阳明经证与阳明腑证比较！！

性质：均为里实热证

轻重：阳明腑证 > 阳明经证

少阳病证

邪犯少阳，正邪分争，枢机不利。

症　　候：寒热往来，口苦，咽干，目眩，胸胁苦满，默默不欲饮食，心烦喜呕，脉弦。

辨证要点：寒热往来、胸胁苦满、口苦、咽干、目眩、脉弦。

太阴病证

脾阳虚弱，邪从寒化，寒湿内生。

症　　候：腹满而吐，食不下，口不渴，自利，时腹自痛，四肢欠温，脉沉缓而弱。

辨证要点：腹满时痛、自利、口不渴与虚寒证症状共见。

少阴病证

伤寒六经病变的后期阶段。

少阴寒化证

病邪深入少阴，心肾阳气虚衰，从阴化寒

症　　候：无热恶寒，欲寐，四肢厥冷，下利清谷，呕不能食，或食入即吐，脉微细，甚或欲绝，或见身热反不恶寒，面赤

辨证要点：无热恶寒、四肢厥冷、下利清谷、脉微细

少阴热化证

病邪深入少阴，心肾阴虚，从阳化热

症　　候：心烦不得眠，口燥咽干，或咽痛，舌尖红少苔，脉细数

辨证要点：心烦失眠、口燥咽干、舌尖红、脉细数

厥阴病证

伤寒病发展传变到最后阶段。

症　　候：消渴，气上冲心，心中疼热，饥而不欲食，食则吐蛔。

辨证要点：消渴、心中疼热、饥而不欲食。

六经病的传变

传经　病自外入逐渐向里发展，由某一经病证转变为另一经病证。

- 循经传：太阳→阳明→少阳→太阴→少阴→厥阴
- 越经传：隔一经或两经相传
- 表里传：相互表里的两经相传

直中　伤寒病初起不从阳经传入，而是病邪直入三阴经。

合病　伤寒病不经传变，两经病证或三经病证同时出现。

并病　一经病证未罢，又出现另一经病证。

第三节　卫气营血辨证

卫分证

温热病邪侵袭肌表，卫气功能失常。

见于外感温热病的初起阶段。

症　　候：发热，微恶风寒，头痛，口干微渴，舌边尖红，苔薄黄，脉浮数，或伴有咳嗽、咽喉肿痛。

辨证要点：发热、微恶风寒、舌边尖红、脉浮数。

气分证

实热证。温热病邪内传脏腑。

症　　候：发热，不恶寒，反恶热，汗出，口渴，尿黄，舌红苔黄，脉数有力。或见咳喘，胸痛，咳痰黄稠；或见心烦懊侬，坐卧不安；或见日晡潮热，便秘腹胀，痛而拒按，甚或谵语、狂乱，苔黄干燥甚则焦黑起刺，脉沉实；或见口苦咽干，胸胁满痛，心烦，干呕，脉弦数。

辨证要点：发热、汗出、口渴、舌红苔黄、脉数有力。

营分证

温病邪热内陷，营阴受损，心神被扰。

症　　候：身热夜甚，口不甚渴或不渴，心烦不寐，甚或神昏谵语，斑疹隐隐，舌质红绛无苔，脉细数。

辨证要点：身热夜甚、心烦、舌红绛、脉细数。

血分证

温病邪热深入阴血，导致动血、动风、耗血伤阴。

是温热病发展过程中最深重的阶段。

血分证病变主要累及心、肝、肾三脏。

血分实热

血分证的前期阶段

症　　候：身热夜甚，躁扰不宁，甚者神昏谵语，舌质深绛，脉弦数；或见斑疹显露、色紫黑，或吐血、衄血、便血、尿血；或见四肢抽搐，颈项强直，角弓反张，目睛上视，牙关紧闭

辨证要点：身热夜甚、躁扰神昏、舌质深绛、脉弦数与出血或动风症状共见

血分虚热

血分证的后期阶段

症　　候：持续低热，暮热早凉，五心烦热，或见口干咽燥，形体干瘦，神疲耳聋，舌干少苔，脉细，或见手足蠕动、瘛疭

辨证要点：低热持续不退与形体干瘦，或手足蠕动、瘛疭等症状共见

第四节　三焦辨证

反映温病发展过程中不同病理阶段。

上焦病证

温热之邪侵袭手太阴肺和手厥阴心包。

辨证要点：
- 邪犯肺卫：发热、微恶风寒、舌尖红、脉数
- 邪热壅肺：但热不寒、咳喘、脉数
- 邪陷心包：高热、神昏、肢厥、舌质红绛

中焦病证

温热之邪侵犯中焦脾胃，邪从燥化或从湿化。

辨证要点：
- 阳明燥热：身热、腹满、便秘、苔燥、脉沉实
- 太阴湿热：身热不扬、脘痞欲呕、头身困重、苔黄腻、脉濡数

下焦病证

温热之邪犯及下焦，劫夺肝肾之阴。

辨证要点：
- 肾阴亏虚：身热颧红、神倦耳聋与阴虚证症状共见
- 肝阴亏虚：手足蠕动、瘛疭、舌绛苔少、脉虚数与阴虚证症状共见

（阴虚证症状：口咽干燥、五心烦热、潮热盗汗、两颧潮红、舌红少苔、脉细数）

第五节 经络辨证

辨十二经脉病证

十二经病证有一定规律可循，可表现为本经经脉循行部位和所属脏腑的病变。

经脉循行部位的症状

经脉受邪，经气不利，所现病证多与其循行部位有关。

如：足太阳膀胱经受邪，项背、腰脊、腘窝、足跟等处疼痛。

肝病，两胁下（肝经所过）痛引少腹。

经脉及所属脏腑的症状

经络受病可影响脏腑，脏腑病变可反映于经络。

如：手太阴肺经病证，可见咳喘气逆、胸满、臑臂内侧前缘疼痛等，并常在肺俞、中府等穴出现压痛感。

多经合病的症状

一经受邪，可影响其他经脉。

如：脾经有病可见胃脘疼痛、食后作呕等胃经症状。

足厥阴肝经受病，可出现胸胁满痛、呕逆、飧泄、癃闭等症。

辨奇经八脉病证

督脉

总督一身之阳，温养督任可以治疗生殖功能衰退等。

冲脉、任脉

调理冲任可治疗妇女月经不调、不孕、滑胎、流产等。

带脉

带脉环绕腰腹，其病常见腰脊绕腹而痛、子宫脱垂、赤白带下等。

阳跻脉、阴跻脉

阳跻脉为足太阳之别，阴跻脉为足少阴之别，能使机关矫健。

两经为病，多表现为肢体痿痹无力、运动障碍。

阳维脉、阴维脉

阳维脉维系诸阳经，为病多见寒热。

阴维脉维系诸阴经，为病多见心胸、脘腹、阴中疼痛。